AF344231

RACCOURCIS

DE

MÉDECINE SOCIALE

ET PROFESSIONNELLE

(1898-1902)

L'ASSISTANCE PUBLIQUE. — L'ACADÉMIE DE MÉDECINE. — LA
FACULTÉ DE MÉDECINE. — LA SYPHILIS. — LA TUBERCULOSE.
LA LOI SUR LA SANTÉ PUBLIQUE. — L'HYGIÈNE, ETC.

PAR

Le Dr Paul BERTHOD

« Nous sommes gens instruits, raisonna-
« bles, et chèrement contribuables ; nous
« avons donc le droit de savoir ainsi que
« d'apprécier ce qui se fait du budget.
« Au demeurant, il est temps que nous en
« réclamions pour notre argent. »

PARIS VIe

VIGOT FRÈRES, ÉDITEURS

23, PLACE DE L'ÉCOLE-DE-MÉDECINE

—

1903

RACCOURCIS

DE

MÉDECINE SOCIALE

ET PROFESSIONNELLE

RACCOURCIS

DE

MÉDECINE SOCIALE

ET PROFESSIONNELLE

PAR

Le Dr Paul BERTHOD

Ancien Interne des hôpitaux de Paris,
Ancien Membre du Conseil d'administration de l'Union des
Syndicats médicaux de France,
Ancien Président du Syndicat des médecins de la Seine,
Membre honoraire des Sociétés médicales des IIIe, X^e, XIe arr.,
Membre de la Société médicale du IXe, de la Société médico-chirurgicale,
de la Société de médecine publique,
de la Société internationale d'assistance, etc., etc.

PARIS VIe

VIGOT FRÈRES, ÉDITEURS

23, PLACE DE L'ÉCOLE-DE-MÉDECINE

1903

OUVRAGES DU MÊME AUTEUR

---

*Les enfants nés avant terme. La couveuse et le gavage
à la Maternité de Paris.* Paris, 1887.

Un nouveau forceps à poignée. Paris, 1899.

La lutte contre la phthisie :

Fumées et poussières de Paris (1899).
Le nouveau régime des hôpitaux de Paris. L'exparisianisation (1900).
La ruralisation, le placement familial des tuberculeux (1901).

AVANT-PROPOS

Plusieurs collègues, parmi les sociétés médicales dont je fais partie, m'ont demandé de réunir en volume des articles de journaux, mémoires ou communications déjà publiés par ailleurs, surtout dans le JOURNAL DE MÉDECINE DE PARIS.

Je m'y suis efforcé d'exposer librement, clairement et courtement — ce qui n'est pas habituel aux médecins, prétendait Flaubert, — des idées que je crois justes, dont je poursuivrai la réalisation et que je les prie de vouloir bien propager si elles leur agréent.

En attendant, je les soumets aujourd'hui à l'opinion médicale, et je dédie ce livre à mes confrères et amis, en les remerciant par avance des observations ou critiques dont ils voudront bien m'avantager.

Dr Paul BERTHOD

10, rue Marbeuf, Paris.

A PROPOS DU BUDGET
DE L'ASSISTANCE PUBLIQUE

Il semble que tout ne va pas au mieux dans l'assistance publique.

Un conseil de surveillance effacé et presque ignoré :

Un service médical, dont l'importance se fait de jour en jour croissante et exagérée : qui par l'inexactitude et le dédain administratif de certains de ses membres, aussi bien que par ses changements trop répétés et ses variations successives, est devenu une surcharge :

Une administration somnolente amoindrie, enrayée par la politique électorale, laquelle prime tout — chacun voulant être ou paraître chef et aucun employé — un personnel inférieur difficile à recruter, plus difficile encore à maintenir :

Un directeur (1) surchargé de besogne — quand il la fait — pris entre son personnel

(1) M. Napias.

1

administratif et ses médecins à ménager, louvoyant entre le conseil de surveillance, le ministre de l'intérieur, le préfet, et le conseil municipal qui paie et veut interpeller pour son argent et surtout pour la galerie.

En somme, l'anarchie, partant la gabegie.

Et, avec tout cela, des contribuables qui commencent à la trouver mauvaise (53 millions au budget cette année).

Telle est la situation.

Mais, dira-t-on, n'en est-il pas de même partout à l'heure présente ? En tout cas, pour en sortir, il faudrait des énergies.

Or ça ne se trouve guère en politique et ça ne se demande pas au concours.

LES HÔPITAUX HORS PARIS

Dans ses habituelles visites aux hôpitaux de Paris, feu le Président de la République (1) avait acquis, dit-on, un certain sens hospitalier. C'est ainsi qu'il aurait fait remarquer les hôpitaux de la rive droite comme plus encombrés que sur la rive gauche.

On lui a répondu en alléguant l'insuffisance du nombre des lits relativement à la population, particulièrement sur la rive droite de la Seine.

Et voici que des notes tendancieuses nous font déjà entrevoir la nécessité de construire de nouveaux *centres hospitaliers* à Clichy, la Villette, Passy, etc. Les architectes se réjouissent déjà, car on nous en annonce pour soixante millions.

Des lits, des hôpitaux, oui il en faut, mais pas des bâtisses comme l'Hôtel-Dieu, Tenon, Moiana, Boucicaut et tant d'autres palais hospitaliers ou casernes incommodes, qui

(1) Félix Faure.

n'ont été que de coûteuses écoles sans autre responsable que le contribuable — et combien illogiques par leurs masses de pierres, dans une époque où tout change et vieillit si vite !

Il les faut hors Paris, ces hôpitaux.

En effet, quoi qu'on écrive, qu'on dise et qu'on fasse, l'hôpital est et reste un foyer de contagion, la preuve en est la morbidité relativement plus grande autour des hôpitaux, d'enfants surtout.

Dans un intérêt public, ce foyer contagieux doit être extériorisé et l'hôpital reporté hors de l'agglomération urbaine.

C'est aussi l'intérêt des malades.

L'air pur et la lumière, au lieu de la buée parisienne septique et énervante, c'est l'asepsie et le réconfort vivifiant, c'est-à-dire la guérison plus rapide et plus fréquente.

Le médecin d'hôpital sera peut-être momentanément gêné ; mais *l'hôpital est fait pour les malades et non pour le médecin.* Dans Paris même, où se combat si âprement tous les jours, la lutte pour la vie, il ne devrait y avoir, sauf très rares exceptions et comme dans la bataille, que des postes de secours et de consultations, avec seulement quelques lits. Le secours serait le plus rapide possible, selon l'idée de notre confrère le Dr Marcel Baudouin, et d'urgence.

Puis le malade, trié suivant la spécialité, serait de là envoyé vers l'hôpital de campagne où il serait alors soigné à loisir. Même conduite, en somme, à la bataille et à la ville.

UN SANATORIUM POUR TUBERCULEUX
A L'HOPITAL SAINT-ANTOINE

Chacun sait maintenant la phtisie contagieuse, et connaît la tuberculose respiratoire comme fonction des poussières blessantes, en très grande partie charbonneuses, qui transportent et inoculent dans les voies aériennes le bacille de Koch.

La saine prophylaxie et la logique, l'intérêt des malades et des valides, commandent donc d'isoler et d'extérioriser les tuberculeux, de les faire vivre hors des poussières, des fumées et des microbes. C'est dans cette pensée que les sanatoria pour tuberculeux ont été créés dans ces derniers temps, à la montagne ou bien à la mer. Les résultats obtenus ont démontré la justesse de ces observations.

Aussi est-ce avec stupeur que nous voyons l'assistance publique entreprendre de faire construire à l'hôpital Saint-Antoine, en plein faubourg, dans un centre à la fois très populeux et très fumeux, un vaste sanatorium pour les phtisiques. Le projet est, paraît-il, en train, les plans déjà faits, les dépenses évaluées à 8.500 fr. environ par lit.

Quelle que puisse être l'intention d'un pareil contre-sens, — qu'il s'agisse de ménager les électeurs ou l'octroi, il n'importe — selon ce que nous possédons maintenant d'hygiène, réaliser une pareille entreprise serait un crime contre lequel nous devons protester.

Admirons ensuite que les dépenses de l'assistance publique aille toujours croissant (53 millions cette année).

Il est vrai que le contribuable français a des trésors... de patience.

LE CONSEIL DE SURVEILLANCE DE L'ASSISTANCE PUBLIQUE

Il existe à l'Assistance publique un Conseil de surveillance où siègent quelques médecins, plusieurs conseillers municipaux ou ex, et des personnalités juridiques, administratives ou charitables.

Cette Assemblée, selon son nom, surveille ou devrait surveiller l'Assistance publique. A l'occasion, elle suspend un interne, blâme un médecin du bureau de bienfaisance, en s'abstenant, d'après le rite, vis-à-vis des chefs de service négligents dont les dossiers sont cependant entre ses mains... etc...

Les séances y ont lieu tous les quinze jours : elles ne sont ni publiées, ni publiques, non plus que Comité secret.

On y a dernièrement discuté du sanatorium pour les tuberculeux de l'hôpital Saint-Antoine. J'ai déjà écrit ici mon sentiment sur ce sujet.

Autre chose. Vous souvient-il qu'à propos de l'affaire du Dr Laporte, le Conseil municipal avait émis le vœu que des instruments d'obstétrique fussent tenus, dans les mairies, à la disposition des médecins du bureau de bienfaisance et du service médical de nuit. Il s'agissait implicitement et raisonnablement du basiotribe, lequel est aussi sinon plus simple à manier que le forceps même.

Le Conseil de surveillance, après une longue discussion, a concédé le forceps Tarnier — que tout le monde a — et l'aiguille de Reverdin, laquelle est plutôt incommode pour la périnéorrhaphie..... et avec quelles formalités ! ?

L'INTERNAT

Un des hommes les plus estimés de la médecine contemporaine, M. Ch. Fernet, président du jury du concours de l'Internat en 1898, a publié ses impressions sur ledit concours.

Il dit avoir été frappé par l'inexpérience, la superficialité révélée ; il voudrait moins de choses, mieux sues ; l'internat, selon lui, devrait rester un concours élémentaire mais solide.

Ainsi, il semble que notre « gens rhetorum gallica », se vérifie déjà pour l'internat. En outre, dans les conférences, on connaît bien l'esprit des jurys, on les sait, en particulier, non éloignés d'une habile citation-réclame, et on travaille en conséquence, en s'aidant de catéchismes et de plans héréditaires ou lus dans les journaux, sans se préoccuper du fond.

Le vrai coupable de ce *psittacisme bibliographique volubile* est donc le jury.

*
**

Ce n'est pas tout.

On dit couramment que l'internat n'est plus ce qu'il était jadis et on incrimine :

Le service militaire qui oblige à l'internat avant 26 ans, et élimine par là même un certain nombre de nos nationaux ; en fait, les noms d'étrangers deviennent de plus en plus nombreux sur les listes.

Le grand nombre des internes, 82 cette année ! à noter cependant qu'il a fallu pourvoir aux nouveaux services, en particulier de consultation, qui fonctionnent même le dimanche.

Le temps consacré au laboratoire et pris à la clinique. Tous deux sont utiles, il est vrai, mais combien plus la clinique au praticien ! Au reste, de par les assistants et chefs de clinique, l'interne a maintenant moins de pouvoir que jadis, partant moins d'intérêt au service. Il est même question, paraît-il, de lui interdire toute intervention autre que de petite chirurgie, ce qui semble excessif.

On dit aussi dans l'administration et dans le public que les internes sont parfois légers et bruyants dans leurs logements hospitaliers, que les malades en souffrent et s'en plaignent.

Tel qu'il est, l'internat, avec son concours, est cependant encore l'institution qui fonctionne relativement le mieux dans l'assistance publique.

Dans un but supérieur de prophylaxie, j'y voudrais seulement une réforme, la voici :

Les élèves internes et externes changeront de service tous les six mois.

Attachés à un service de chirurgie ou d'accouchement, et d'une manière générale lorsque leur service les mettra en rapport habituel avec les blessés, ils s'interdiront d'honneur tout exercice de dissection, de médecine opératoire ou d'anatomie pathologique.

Le service des autopsies sera spécialisé dans chaque hôpital.

LES ASILES POUR TUBERCULEUX

Les phtisiques hospitalisés hors Paris.

La présente communication (1) m'a été inspirée par les recherches que je poursuis sur les poussières et fumées et par ce que j'ai lu du Congrès de Berlin auquel j'ai le très vif regret de n'avoir pu assister.

Ce congrès, grâce à son organisation, à sa méthode, grâce surtout au bon vouloir international contre le fléau commun aura des résultats pratiques. Le pivot a été le sanatorium pour tuberculeux.

Le sanatorium devait logiquement naître et triompher en Allemagne, pays de système et de mécanique disciplinée, comme un prolongement naturel de l'école, de la caserne, de l'usine, dans ce pays où la célèbre administration prussienne pèse d'un poids encore plus lourd qu'ici la nôtre.

Il est en outre économique au point de

(1) Communication à la Société médico-chirurgicale de Paris.

vue de l'assurance, laquelle, ainsi qu'on le sait, est obligatoire pour l'ouvrier allemand.

En France, les conditions sont autres. On conçoit d'ailleurs, que nous voulions rester nous-mêmes sans être mangés à la sauce allemande ou à l'anglaise.

Le sanatorium à la mode allemande dont les exercices sont réglés à la cloche semble fait pour les désemparés, pour les malades incapables de se diriger.

Il s'adresse donc essentiellement :

Aux vrais enfants.

A ces enfants sociaux que demeurent toute leur vie les ignorants et les faibles.

A ces enfants psychiques sans volonté, mais volontaires, si nombreux à notre époque, surtout dès que malades.

Au contraire, pour le malade d'énergie, pour le tuberculeux qui veut guérir, le « chez soi » est meilleur.

La France avec son climat modéré, la variété de ses aspects et le développement de ses côtes paraît merveilleusement propice à ces divers traitements.

Le bacille de Koch dénominateur dans la phtisie se détruit vite à l'air et surtout au soleil ; de plus, à des poumons malades, il faut un air vivifiant, non irritant, exempt d'impuretés et de poussières, aseptique.

Les sanatoria urbains pour phtisiques sont donc un contre-sens — j'ose le dire — même au titre de prophylaxie, de triage, d'attente ; ils sont illusoires, injustifiés.

Pour preuve je rappellerai seulement ce qui se passe dans les hôpitaux et dans les services spéciaux de Lariboisière, hôpital tout noir des fumées de la gare du Nord, et à la Folie-Boucicaut, où le pauvre phtisique, admis à grand'peine et toujours trop tard, entre comme pour l'abattoir avec la certitude vite confirmée de son sort fatal : tandis que prise à temps, avec de l'air, du repos et des soins, la tuberculose peut et doit guérir.

Les sanatoria doivent donc être extra-urbains plus encore que les asiles d'aliénés : suivant la remarque piquante du Dr Onimus et comme signe des temps, on pourrait utiliser à leur effet les emplacements toujours heureux des anciens forts désaffectés.

A l'appui de la nécessité de cette « exparisianisation », il me serait facile de citer bien d'autres arguments s'il était besoin :

L'utilité de l'*isolement des tuberculeux* pour éviter la contagion du public ;

L'*économie*, ce qui est bien quelque chose.

Le contr'argument tiré de l'éloignement, eu égard aux familles, ne vaut rien à en juger par ce qui se passe autour des asiles d'aliénés — l'incommodité pour le médecin est tout à fait secondaire, n'est-il pas vrai ?

Votre religion est établie d'ailleurs, et la presse médicale l'a bien fait voir lorsqu'il s'est agi dernièrement de créer, au prix de 2 millions, un sanatorium pour tuberculeux à l'hôpital Saint-Antoine. Le conseil de surveillance de l'assistance publique qui a voté cette construction à une voix de majorité hésite à l'exécuter et le conseil municipal, mieux éclairé, s'y opposera.

Néanmoins les sanatoria urbains ne sont pas définitivement écartés. On décidait ainsi l'installation d'un sanatorium militaire pour tuberculeux dans Paris — à titre de prophylaxie ; voici qu'on les conseille à nouveau pour l'assistance publique.

La question a du reste son actualité et son importance en raison des 72 millions de travaux imminents que nous promet l'assistance publique. Notre devoir est d'éclairer l'opinion à son sujet.

C'est dans cette pensée que je vous propose de voter et d'adresser au Conseil municipal les conclusions suivantes :

La Société médico-chirurgicale, considérant,

Le nombre sans cesse croissant des tuberculeux à Paris, ainsi que la nécessité pour leur guérison et la prophylaxie générale de leur exparisianisation,

Est d'avis :

Que des asiles pour tuberculeux soient construits hors Paris et dans des endroits appropriés ;

Que les tuberculeux avérés y soient autant et aussitôt que possible évacués.

Je demanderai aussi que ces conclusions soient adressées aux sociétés médicales parisiennes, afin qu'elles en délibèrent s'il y a lieu.

A PROPOS DE LA PÉTITION DES CANDIDATS A L'INTERNAT

A l'heure actuelle, l'autorité n'étant plus admise de droit divin, doit s'attendre à être discutée, et respectée seulement si respectable.

Preuve, la pétition ci-dessous des candidats à l'internat que je copie dans « Le Matin » :

Monsieur le Directeur général de l'Assistance publique.

Les soussignés comptant sur votre esprit de justice ont l'honneur de soumettre à votre haute appréciation la question suivante :

L'Administration de l'Assistance publique de Paris peut-elle accepter que l'avenir de ses élèves, après tant d'efforts pour obtenir le titre ambitionné d'interne des hôpitaux, soit (entre autres maîtres irréprochables de science et de droiture) livré à l'appréciation de deux hommes que chacun tient pour des juges notoirement incapables, l'un en raison de ses excentricités et de ses extravagances (pour ne pas dire plus), l'autre en raison d'un acte de forfaiture antérieur et de l'affaiblissement progressif et universellement connu de ses facultés mentales ?

Nous vous prions, Monsieur le Directeur général, de recevoir l'assurance de notre très respectueux dévouement.

La jeunesse, d'ordinaire, est prompte mais désintéressée : il est à craindre qu'elle n'ait ici raison. Une enquête s'impose.

Une enquête s'impose — car les personnes visées, quelles qu'elles soient, dirigent de grands services hospitaliers d'où il est nécessaire de les *retraiter* pour la sécurité des malades si les faits incriminés sont exacts.

Mais, par qui cette enquête ?

Sont-ce les médecins, soi-disant supériorisés à l'administration par le Concours, et qui, dans les services hospitaliers qu'ils font mal pour la plupart, agissent comme des féodaux dans leurs fiefs ? (Voix administrative.)

Est-ce l'administration qui sait bien, quand il lui plaît, marcher sans et contre le médecin : exemple les consultations autonomes, et les services spéciaux de laryngologie récemment créés contre l'avis de la Société médicale des hôpitaux ? (Voix médicale.)

Peu importe ! Au titre de sécurité publique, je le répète, l'opinion en appelle au Conseil de surveillance — qui sait oser quand il s'agit d'un interne ou d'un médecin du bureau de bienfaisance — ou même au Conseil municipal.

Il faut une sanction.

Autrement, m'est avis que l'Assistance publique contribuerait à mûrir son petit Panama, — et le directeur actuel (1) serait peut-être, personnellement, incapable de l'éviter.

(1) M. Napias.

LES INCIDENTS DE L'INTERNAT.

Jadis, raconte-t-on, la France était le pays réputé de franchise (le nom l'indique) et de loyauté. Les hommes y étaient prompts et frondeurs, mais droituriers : leur langue était claire, non fallacieuse, généralement employée pour les mathématiques et la diplomatie : le serment était sacré : la parole, comme l'heure franque, était reconnue même par les croyants de Mahomet.

Maintenant il semblerait que la bohême et le cabotinage, avec un arrivisme sans scrupule, nous ont envahis : la langue se mâtine au voisinage et s'obscurcit : les mots s'affadissent et changent de sens : honnête signifie presque imbécile, l'honneur ne se dit plus sans épithète explicative.

Il est évident que nous baissons et surtout par en haut ; nous avons l'impression de nous galvauder.

.·.

Ces réflexions me viennent au sujet des incidents de l'internat.

Le concours avait mal débuté cette année : la pétition des candidats (j'y ai fait allusion), l'inattendu de la question d'anatomie (nerf maxillaire supérieur, et cependant !) — le petit nombre de places promises (33 cette année, au lieu des 80 de l'an dernier) — et aussi *l'affaire*, tout avait contribué à surchauffer encore la fièvre habituelle des candidats et à expliquer sans l'excuser le cambriolage de Beaujon.

On connaît les faits. Durant la nuit, un demi-panneau inférieur de la porte du cabinet directorial à l'hôpital Beaujon a été ignipuncturé au thermocautère sur trois côtés, puis enfoncé : de lourdes boîtes en chêne, perforées avec une vrille et les copies qu'elles contenaient arrosées et corrodées avec l'acide azotique.

C'était inédit : la police fut saisie et les journaux en parlèrent. Il se répandit alors que le jour de la composition écrite, grâce à l'envahissement de la salle du concours et à l'irruption d'un groupe, des copies avaient été frauduleusement déposées au nom des candidats par des personnes étrangères au concours. Quelques jours après, le Doyen présentait a-t-on dit, les compositions anatomie et pathologie du même candidat écrites d'écritures différentes. L'affaire prenait un nouveau jour.

Alors, en raison de ces circonstances, et contrairement au directeur, le conseil de surveillance décidait sagement d'annuler et de recommencer le concours.

Le docteur Broca (1) publiait, en outre, que les lectures fraudées n'étaient pas rares : comme exemple, il racontait que, juge quelques années auparavant, il n'avait pu obtenir un zéro et l'élimination définitive pour un candidat tricheur qui fut reçu l'année suivante et qui est en chemin maintenant de parvenir aux hôpitaux.

Bref, une interpellation au Sénat est aujourd'hui annoncée.

Au fond, quoi d'étonnant ?

Rappelons-nous l'axiome de ce professeur illustre exprimant à l'École de Médecine que le concours était fille qu'il fallait violer et agissant cyniquement en conséquence. Souvenons-nous de la protestation des candi-

(1) *Gazette hebdomadaire*, 1899, p. 1164.

dats à l'agrégation il y a quelques années, protestation rendue publique, mais rejetée par le Conseil d'Etat.

Rapprochons-en la réforme récente du jury du concours de médecine des hôpitaux, c'est-à-dire la reconnaissance implicite de l'insécurité de celui-ci et convenons qu'il n'y avait pas de raison pour que l'internat fût meilleur.

C'est égal : l'internat pivot de la médecine parisienne avait jusqu'à présent conservé sa couronne. C'est encore une illusion qui s'en va.

Concluons. Je pense qu'il ne saurait plus y avoir de concours cette année.

Plusieurs candidats s'en plaindront, — tant pis — qu'ils le veuillent ou non, ils sont en partie solidaires de ceux qui écrivent ou laissent écrire qu'ils connaissent les coupables, et ne les découvrent point : oubliant, qu'en fait de cambriolage, il ne saurait être question de point d'honneur, mais de recel.

Les coupables doivent être punis — il le faut — mais surtout le ou les faussaires qui, hors la lutte, sans excuse de la fièvre candidataire, ont substitué leur copie à celle des candidats insuffisants.

Je pense aussi que, dans l'intérêt des juges et des candidats, le concours doit être réformé, surtout sa durée raccourcie et la composition écrite autrement lue : les moyens ne manquent point.

Juger doit rester un honneur et non pas seulement une insipide corvée. D'autre part, les bons juges font les bons candidats. Je voudrais donc les voir choisis, élus peut-être mais pas tirés successivement au sort : pour ma part, je n'estimerai pas comme valable juge, le jour où il sortira, certain qui se disait autrefois, en salle de garde, capable, pour arriver, de boire dans le crâne de son père (*sic*).

Suivant l'article de la *Gazette hebdomadaire*, j'aurais voulu voir le docteur Broca, dans son cas personnel, protester plus hautement — noblesse oblige — offrir sa démission publiée et motivée. Sa conduite se comprend cependant. On ne saurait en dire autant du directeur de l'Assistance publique, partisan du silence et de l'éponge (1).

(1) Un nouveau concours supplémentaire fut cependant institué pour 11 places de titulaires et autant de provisoires, en plus des 36 initiales.

LES LABORATOIRES CENTRAUX
DES HOPITAUX

On va supprimer les laboratoires particuliers des services hospitaliers. C'est bien.

Ces laboratoires, qui ne vivaient souvent que la durée d'un médecin, parfois que le passage d'un interne, s'étaient multipliés par la fantaisie, le point d'honneur ou le particularisme de certains chefs de service, et, grâce à l'anarchie administrative, au point de devenir une lourde charge budgétaire. Leur valeur, au point de vue de l'enseignement ou de la science, était minime, pour ne pas dire nulle, sauf exceptions rares.

Il est question de créer à leur place et dans chaque hôpital un laboratoire central avec personnel spécial. C'est encore bien. Mais il convient que le centre hospitalier en vaille la peine, et il faut que le service des nécropsies soit rattaché à ce laboratoire.

Depuis quelques années, en effet, et à mesure que les recherches médicales sont devenues plus précises et délicates, le nombre des autopsies, pour des raisons d'ordre médical et social, décroît progressivement.

Le matériel se faisant rare, il importe de l'utiliser au mieux, et de procéder magistralement comme à la Morgue, et non plus comme maintenant les élèves à la salle d'autopsie. L'enseignement y gagnera.

L'asepsie aussi. Car avec ce que nous savons de la transmission des maladies, il est inadmissible à l'heure actuelle et malgré toutes les précautions antiseptiques, qu'on puisse en même temps faire des autopsies et soigner des malades.

Cette conception nouvelle des laboratoires centraux d'anatomie pathologique soulèvera sans doute — et non parmi les bons — des résistances et des récriminations comme on l'a vu pour les nouveaux services de consultation à leurs débuts.

Il n'en est pas moins vrai qu'ainsi les consultations sont et que les autopsies seront mieux faites et plus profitables aux étudiants.

LES DESSOUS D'UN EMPRUNT

Le Krach de l'Assistance Publique.

J'ai reçu plusieurs lettres à propos de l'hospitalisation des tuberculeux hors Paris. C'est parfait, m'écrit-on en substance, mais l'argent ? vous savez bien qu'il n'y en a plus à l'Assistance Publique.

Je n'ignore pas, en effet, que la réserve, y compris le fonds de capitalisation (retenue du dixième sur le prix des ventes), n'est plus que de un million — c'est-à-dire presque rien relativement à un budget de 50 millions — que les biens de l'Assistance publique ont été vendus au point que l'État a mis dorénavant son véto — que le déficit grossit d'année en année — que le Conseil municipal, qui cotise pour 31 millions en 1900, veut municipaliser pour simplifier la surveillance et empêcher le coulage.

Cette situation était déjà notoire lors du départ de M. Peyron, ce directeur si paternellement prodigue envers les accoucheurs :

elle n'a fait depuis qu'empirer et le krach menace.

L'administration aux abois compte pour l'éviter sur l'emprunt de 73 millions qu'on nous fait miroiter, sous couleur d'amélioration, de modernisation des locaux : mais, je le répète, la *menace du krach* est la vraie raison de cet emprunt de nécessité et même d'urgence.

****

Réformer, aseptiser, et même écheniller, nous le voulons tous systématiquement.

Nous consentons à payer, mais nous voulons que notre argent de contribuables soit plus utilement employé. Nous cherchons les causes d'erreurs pour les éviter et les redresser.

A l'Assistance Publique, chacun est maître, c'est-à-dire personne : le ministre de l'intérieur qui gouverne et nomme le directeur, le Conseil Municipal qui paie, le Conseil de surveillance (ce nom devrait obliger!), les médecins même qui, grâce à cette confusion et à l'anarchie administrative, sont, dans leurs services, ainsi que des princes du Saint-Empire.

Le directeur général (combien loin de Husson), comme le directeur d'hôpital, n'est plus qu'une expression administrative et fonctionne seulement à titre d'épouvantail pour les subalternes.

Qu'en est-il résulté ? la désorganisation des services (des soins et de l'enseignement), la fortune des fournisseurs, la création de nombreux emplois inutiles — des loups invraisemblables comme l'orphelinat de Ben-Chicao en Algérie — des folies d'architectes, l'Hôtel-Dieu où le lit revient à 32.000 francs sans les expropriations et le terrain, Boucicaut où le lit a coûté 29.000 francs sans le terrain — quelques-uns des nouveaux services d'accouchements et tant d'autres dissipations.

Il faut aussi signaler les ruineuses et fantaisistes modes hospitalières de la médecine et de la chirurgie, rappeler par exemple la fameuse chambre-cloche pour anesthésie de l'hôpital Saint-Louis, les salles d'opération tout en glaces, les laboratoires inutiles, les planchers virginalement peints en blanc, sans préjudice du gaspillage habituel en pansements et instruments devenu l'habitude et le bon ton.

Les chirurgiens aiment le luxe : chez eux ou dans les œuvres particulières il n'importe — mais ils coûtent trop cher à l'assistance publique et les bénéfices de l'antisepsie peuvent être obtenus tout en restant ménager du bien des pauvres.

Au reste, l'asepsie qui s'installe et va succéder à l'antisepsie, révolutionnera encore une fois la médecine ; dans les hôpitaux il faut qu'elle fasse mieux et meilleur marché que sa devancière, grâce à l'*exparisianisation*.

LES MALADIES DES YEUX DANS LES HOPITAUX

Les « *yeux* » ont beaucoup fait parler d'eux dans ces derniers temps.

Un Rothschild, en mourant, a laissé un million et demi pour la construction — avec deux cent cinquante mille francs de rente annuelle pour l'entretien — d'un hôpital spécial à Paris, cependant que l'Assistance publique intronisait un ophtalmologiste des hôpitaux de Paris.

Le jury qui a nommé ce dernier se composait de MM. Lannelongue, Terrier, Delens, Pozzi, Brissaud : le talent n'y manquait donc point, mais les compétences y étaient peu spéciales.

Certains s'en sont étonnés qui, méconnaissant la fameuse cote d'amour et les coteries boutiquières, croient encore naïvement que les jurys de nos concours en médecine jugent réellement sur le fond et la valeur scientifique des candidats. Ils auraient dû plus raisonnablement admirer que les chirurgiens n'aient point, pour cette nouvelle création, installé tranquillement un des leurs comme au début de l'année, lorsqu'un chirurgien des hôpitaux a été désigné pour la suppléance éventuelle des deux services médicaux d'oto-laryngologie.

Au reste, conformément aux pronostics d'influences magistrales comparées, établis, selon la coutume, dès la fixation du jury, ce concours s'est terminé par la nomination d'un ancien interne (je pense qu'il est Français et qu'il a fait son service militaire) du professeur Terrier, élève distingué de l'Institut Pasteur, et cité comme tel par M. Terrier dan sa verte réplique à M. Picqué au cours de la discussion sur l'asepsie opératoire à la Société de chirurgie (1).

.·.

Ce premier ophtalmologiste devra organiser tout un nouveau service. Le sien sera évidemment insuffisant pour assurer à lui seul le traitement des maladies des yeux dans les hôpitaux et hospices parisiens ; d'autres nominations s'imposeront, on les voudrait autrement comprises.

(1) Société de Chirurgie. Séance du 20 juin 1900. In *Bulletin*, p. 699.

D'une façon générale, le public n'aime plus ces postes médicaux pour la vie et pour la quiétude de leurs possesseurs, qui virent au fief et ont le tort d'administrativer et d'endormir leurs tenants qu'ils modèlent en fonctionnaires.

Dans l'Assistance publique, la nomination pour dix ans, avec réinvestiture possible par périodes de cinq ans, appliquée généralement, tiendrait en haleine les chefs de service, permettrait même d'éliminer certains auxquels maintenant il y aurait beaucoup à dire, mais qu'on n'ose pas toucher, soit parce qu'ils sont appuyés, soit par crainte vaine d'un esprit de corps mal compris ou mieux de boutique, dont certaines manifestations de nos jours évoquent l'histoire et les premiers grondements de l'époque révolutionnaire.

Cette mesure fonctionne déjà tous les trois ans — terme trop rapproché — pour les médecins du bureau de bienfaisance, dont cinq dernièrement, n'ont point été réinvestis. J'ajouterai même à ce propos que la pratique au bureau de bienfaisance devrait être le stage, le préliminaire obligé comme le stage surnuméraire de la maîtrise à l'hôpital : je reviendrai sur ce sujet.

Pour l'ophtalmologie, au bureau de bienfaisance au même titre qu'à l'hôpital, il aurait
fallu et il faudrait surtout des assistants de
consultation, nommés à temps pour une période de cinq ans. Ils pourraient être réinvestis,
et seraient chargés d'un service de consultation
analogue à celui que font actuellement pour
leur partie les dentistes des hôpitaux, et d'où
les malades à hospitaliser seraient dirigés,
par suite d'entente administrative préalable,
dans les services spéciaux qui fonctionnent
déjà ou qui seront incessamment ouverts.

Simple comparaison. — Dernièrement, le
professeur Lannelongue, président de l'Association générale des médecins de France,
est allé inaugurer à la Teste-de-Buch la statue du Dr Jean Hameau, modeste et grand
médecin de campagne, précurseur de Pasteur, c'est-à-dire un de ces hommes qui hono-
rent leur pays. A cette cérémonie les pouvoirs
publics étaient représentés par un secrétaire
général de préfecture.

Or, à l'enterrement de l'actrice brûlée au
Théâtre-Français le Président de la République était représenté et le ministre de
l'Instruction publique fit même un discours.

LES TUBERCULEUX HORS DES VILLES

Monteaux, le 18 septembre 1900.

A Monsieur le Secrétaire général du Congrès international d'assistance publique et de bienfaisance privée.

Monsieur le Secrétaire général,

Dans le *Journal du Congrès international d'assistance publique*, n° 10, page 2, 2ᵉ colonne — D. quatrième question — paragraphe III, 2ᵉ ligne, je lis :

« L'assistance aux tuberculeux exige la création d'établissements spéciaux *dans des villes.* »

Permettez-moi de vous rappeler qu'à l'assemblée générale du Congrès, le jour même où MM. Léon Petit et Letulle développèrent leur rapport et après leurs explications il a été fait une motion pour demander HORS DES VILLES au lieu de *dans des villes.*

Pour appuyer ma motion je faisais remarquer combien la campagnisation prolongée, je dirais même volontiers la « ruralisation », des tuberculeux, leur était favorable pour le traitement, en raison des conditions d'espace, de calme, de repos et de réconfort — avec de l'air sans poussières et fumées, et du soleil, le plus beau, le meilleur et le plus économique des tueurs de microbes.

Je disais aussi combien cet « hors des villes » était préservateur pour la collectivité, en centralisant, isolant et par conséquent nolisant des foyers de contagion funestes pour qui les fréquente ou vit dans leur entourage.

Et j'avais la satisfaction de voir l'assemblée consentante y compris les rapporteurs.

Je vous prie donc, Monsieur le Secrétaire général, de vouloir bien introduire cet « *hors des villes* » dans les conclusions sus-nommées (1) et d'agréer l'expression de mes plus distingués sentiments.

(1) La rectification a été faite.

LE NOUVEAU RÉGIME DES HOPITAUX DE PARIS

L'exparisianisation

Notre Société (1) n'est pas, je crois, seulement faite pour entendre et discuter les étrangetés, ainsi que les nouveautés plus ou moins curieuses de la médecine et de l'hygiène. D'autre part, le rôle de cette dernière ne cesse de s'agrandir : je vous signalerai, par exemple, sans compter les médecins et les hygiénistes heureusement de plus en plus nombreux dans les assemblées municipales et législatives, — je n'en veux pour preuve que les récentes élections — toutes les associations, sans caractère médical précis, qui popularisent cependant l'hygiène — ainsi le Touring-Club, la Société des bains-douches populaires, la Société des habitations à bon marché, même les Amis des arbres, etc.

Elle s'affirme de plus en plus comme le

(1) Communication à la Société de médecine publique, séance du 25 avril 1900.

« primum movens » de la société moderne, essentielle pour un peuple tel que nous, dont la race appauvrie et dégénérée fond et s'éclaircit tous les jours.

Dans cet ordre d'idées l'assistance publique et les hôpitaux sont particulièrement intéressants au double point de vue des malades qui y sont soignés et du public qu'ils peuvent contagionner et qu'ils contagionnent réellement autour d'eux, ainsi que le dénonce le sentiment public et que le démontre la statistique municipale. Cette notion de la contagion commande toute la vie moderne.

C'est à ce titre que je veux vous présenter quelques réflexions sur le nouveau projet des réformes hospitalières, corollaire de l'emprunt de 73 millions qui nous est incessamment promis — emprunt devenu nécessaire et urgent en raison des extrémités du budget de l'assistance publique.

Ces réflexions me paraissent tempestives, car circonstance singulière et presque unique, grâce à l'argent de cet emprunt, les idées scientifiques nouvelles de la médecine et de l'hygiène rendent aujourd'hui possible un plan d'ensemble unitaire, un régime nouveau des hôpitaux parisiens. Ceux-ci se trouvent donc à un véritable *moment* de leur histoire.

Ce projet, exposé dans un mémoire du préfet de la Seine daté du 8 mars 1900, peut se résumer ainsi :

Au mois de juillet de l'année dernière, le Conseil municipal, frappé de l'état lamentable de plusieurs hôpitaux parisiens, invitait le préfet de la Seine à étudier les moyens de les supprimer et de les remplacer par des établissements plus vastes et surtout mieux aménagés. Il citait, notamment, comme devant être démolis, la Charité, Beaujon, Laënnec, Hôtel-Dieu (annexe), Andral, Maison municipale de santé et Bichat, et, comme devant être reconstruits et transformés, la Pitié, Cochin et l'Hôpital d'Aubervilliers. La dépense totale était évaluée à 105 millions, dont 73 à réaliser par emprunt et 32 par la vente de terrains devenus disponibles.

Le préfet de la Seine a fait l'étude qu'on lui demandait. Et dans les limites de crédits qui lui avaient été fixées, il a dressé le programme suivant des modifications à apporter aux services hospitaliers parisiens.

Sur les fonds à provenir de l'emprunt, c'est-à-dire avec 73 millions, on procéderait aux travaux suivants, classés en première ligne :

1° Reconstruction sur place (ou sur des terrains compris dans le même périmètre et adjacents aux bâtiments actuels) des hôpitaux suivants : Pitié, Cochin-Ricord, Broca, Broussais.

2° Construction à Ivry, en remplacement de l'hôpital d'Aubervilliers, d'un hôpital de contagieux, sis à proximité de l'hospice de vieillards, sur un terrain appartenant à l'Assistance publique.

3° Construction d'une nouvelle buanderie et d'une nouvelle lingerie sur des terrains dépendant de la Salpêtrière.

4° Construction d'un hôpital sur la rive droite, du côté de Saint-Denis.

5° Construction d'un deuxième hôpital sur la rive droite, du côté de Levallois.

6° Construction d'un troisième hôpital sur la rive gauche, du côté de Montrouge.

7° Démolition des hôpitaux Laënnec, Hôtel-Dieu (annexe), Andral, Bichat.

8° Construction d'un groupe de quatre pavillons à Brévannes. Agrandissement de la maison de retraite de la Rochefoucauld.

9° Grosses réparations dans les établissements hospitaliers pour la création de nouveaux services ou la remise en état de services généraux.

10° Achat de linge.

11° Liquidation du compte des hôpitaux d'enfants et de l'Hôtel-Dieu

Puis, avec les sommes qui proviendront de la vente des terrains faite plus tard au moment le plus favorable, on pourra :

1° Construire un quatrième hôpital ;

2° Démolir les hôpitaux de la Charité et de Beaujon.

3° Reconstruire partiellement sur place l'hôpital des Enfants-Malades et construire hors Paris un hôpital pour les tuberculeux osseux ;

4° Démolir la Maison municipale de santé ;

5° Constituer un fonds spécial pour les mesures contre la tuberculose.

« Ces opérations terminées, dit M. de Selves, le Conseil aura remis en état le domaine hospitalier de la ville de Paris et créé 1,917 nouveaux lits dont 900 d'hospice et 1,017 d'hôpital. Mais il importe qu'il se prononce rapidement et définitivement sur les propo-

sitions qui lui seront faites s'il veut abréger
le délai forcément assez long qui s'écoulera
avant l'approbation par les pouvoirs publics
du plan auquel il aura donné sa préférence. »

Les conclusions très légèrement modifiées
par le rapporteur ont été présentées à la cinquième commission du conseil municipal
qui, en raison de la réélection prochaine,
préfère surseoir et laisser à ses successeurs
la gloire de cette réforme et la responsabilité
du nouvel emprunt.

.·.

Ce projet pourrait être discuté dans ses
détails, je ne m'y attarderai pas. J'observerai
seulement qu'il retarde comme il est habituel en raison de nos lenteurs formalistiques,
au regard de l'évolution moderne si rapidement changeante : il semble vieux avant
d'avoir vécu.

Il ne tient pas assez compte de la ten-
dance à l'excentrisation parisienne et repose
trop sur l'antisepsie dont les succès parurent
si merveilleux dans leur temps.

Or cette antisepsie, dont le principe est de
corriger le milieu hospitalier septique en
détruisant les germes morbifiques, a boule-

versé l'assistance publique. Elle lui a de plus coûté très cher par les modifications nécessaires et compliquées qu'elle entraîna. Elle répondait à un état social particulier et transitionnel (entassement, insuffisance de moyens de communication), car tout se tient dans la cité.

A l'heure présente, l'antisepsie n'est plus qu'une modalité thérapeutique avec ses indications particulières : il y a souvent mieux à faire, avec moins de dangers et de poisons.

D'autre part, je n'y saisis point le plan d'ensemble, la directive, comme, on dit à l'état-major, et qui me semble devoir être l'asepsie, et tout d'abord l'*exparisianisation*, passez-moi le néologisme, mais il dit bien la chose.

Au contraire, le projet préfectoral semble avoir, relativement à l'enseignement clinique, une idée bien vieillie et bien peu aseptique quand il propose, par exemple, de reconstruire à sa place actuelle, en le modifiant, l'hôpital de la Pitié.

Le meilleur enseignement clinique c'est de guérir des malades. Pour le recevoir ou le donner les médecins comme les élèves peuvent s'astreindre à se déplacer, voire par les tramways, auxquels il est facile de raccorder ainsi les nouveaux centres hospitaliers (comme l'hôpital militaire de Vincennes) pour sortir des murs de notre enceinte 1830. La seule considération, je le répète, est la guérison des malades.

Cette *guérison* des malades s'obtient plus facilement hors de la ville, c'est-à-dire à l'air meilleur.

Sans parler de la côte d'azur et des climats thérapeutiques, les médecins qui exercent à la campagne l'ont remarqué depuis longtemps, et toujours ils ont considéré l'antisepsie comme en général nécessaire seulement dans un milieu urbain, estimant que, sauf indication ou infection particulière, ils réussissent avec la seule propreté, spécialement celle de l'eau.

A Paris il en est tout autrement (1). Sans nous arrêter à la question de l'eau, il suffit

(1) Voir le Dr Paul BERTHOD.— Fumées et Poussières de Paris, 1899, et passim 1899 et 1900, *Bulletins du Journal de médecine de Paris.*

d'avoir dominé l'atmosphère parisienne, par exemple du haut de la tour Eiffel, pour être édifié sur son impureté physique et sur la quantité des poussières et des fumées qu'elle contient et dont la nuée s'élève à environ 150 mètres du sol. Tout ceci sans préjudice, comme de raison, des modifications déprimantes, qualitatives et quantitatives des gaz respirables par suite de l'encombrement ; sans préjudice aussi des nombreuses odeurs et vapeurs toxiques, septiques ou méphitiques, incessamment déversées dans l'atmosphère, où elles stagnent lentement, par les trois millions d'hommes qui butinent et s'agitent dans la cuvette parisienne.

Dans nos appartements, comme dans les hôpitaux, comme dans la rue, les poussières nous poursuivent et nous envahissent. Il suffit d'avoir regardé la lumière d'un rayon du soleil, d'avoir nettoyé une plaque photographique, essuyé le marbre d'une cheminée ou passé le doigt sur un mur pour en avoir la démonstration.

Il est constant, d'autre part, que les poussières sont les agents septiques des maladies et des plaies et qu'on trouve tout et tous les microbes dans ces poussières.

Pour traiter celles-ci, il faut éviter ou détruire celles-là.

L'aération, l'oxygène et le soleil sont déjà les meilleures microbicides.

Si on joint à cela qu'en dehors de cette cuvette parisienne dont nous parlions tout à l'heure — cuvette à deux gradins, l'un représenté par la zone des boulevards extérieurs, l'autre par la ceinture des anciens forts — les conditions d'aération deviennent populeusement et poussièrement parlant, bien meilleures, on conçoit facilement que la logique et l'hygiène demandent de reporter les hôpitaux, hors de cette enceinte suivant le vieil adage : « prévenir vaut mieux que guérir ».

Il y a, par ailleurs, un avantage pratique d'économie à transporter les hôpitaux là où le terrain est moins cher en même temps que l'air y est meilleur.

On ne verra sans doute plus ainsi des constructions massives comme pour l'éternité et cependant sitôt surannées, ou bien ruineuses comme l'Hôtel-Dieu où le lit coûta 32.000 fr. non compris le terrain et les expropriations, comme l'hôpital Boucicaut, où le prix du lit fut de 29.000 fr. non compris le terrain.

L'économie s'impose tout particulièrement quand il s'agit du bien des pauvres.

.·.

Mais certaines municipalités, dira-t-on, verront encore d'un mauvais œil un hôpital parisien installé au milieu d'elles. Cette prévention tombera vite si on leur montre l'hôpital, selon le type moderne déjà réalisé en partie dans les asiles suburbains d'aliénés (Ville-Evrard, Vaucluse, Villejuif) et dans les sanatoria (Brévannes, Angicourt), sans parler des différentes œuvres particulières comme celle des hôpitaux marins : l'hôpital isolé, planté d'arbres et de jardins, villa de malades et non plus lugubre bâtisse, lamentable vestibule de la mort : elles l'accueilleront même comme une source de nouveaux revenus.

.·.

Pour le site, et d'une façon générale, le malade, sensible comme la vigne et l'espalier, aime l'abri du vent et le soleil. C'est dans ce sens et vers les pays de longévité (1) qu'il faut chercher.

En fait de sanatoria, les côteaux de l'Anjou et de la Touraine paraissent convenir. Réservons les climats thérapeutiques spéciaux : ainsi la mer, héroïque pour les enfants, particulièrement dans les affections osseuses et scrofuleuses, et où se fera sans doute exclusivement dans un petit nombre d'années toute leur chirurgie, à part l'urgente.

Nous ne verrons plus alors de ces hôpitaux, couvents, casernes ou prisons, ni même de ces hôpitaux modernes tassés et quasi-contractés, qui à grand prix d'argent possèdent tout sauf l'air et la lumière, qui sont caducs avant d'être inaugurés (hôpital Bretonneau, nouvel hôpital Trousseau) et me rappellent par leurs constructions entassées et restreintes certains quartiers de l'exposition, bien que devant être d'un usage singulièrement différent.

.·.

(1) Certaines localités ont à ce point de vue une notoriété. Aussi je citerai dans la grande banlieue parisienne la Ferté-sous-Jouarre.

Je terminerai par les *conclusions* suivantes :

Le nouveau régime des hôpitaux parisiens doit être *l'asepsie*, l'isolement en bon air et soleil et la spécialisation au point de vue des soins et de l'enseignement.

Les malades doivent donc être hospitalisés hors de l'atmosphère et des poussières parisiennes — les moyens de communications le permettent dès à présent — en attendant qu'ils puissent l'être dans les endroits thérapeutiques les plus appropriés (mer, montagne, etc.).

L'exparisianisation commencera par les contagieux, les malades de la respiration (tuberculeux) et les blessés : en premier lieu, les enfants.

A Paris, comme sur le champ de bataille, seulement des maisons de secours où seront soignés d'urgence, puis évacués, les malades ou blessés.

QUELQUES RÉFORMES A FAIRE DANS LES HOPITAUX

Au moment où se discute le budget de l'Assistance publique, il n'est peut-être pas inutile de rappeler brièvement les quelques points à améliorer parmi le service des hôpitaux et hospices.

Dans notre pays d'institutions restées monarchiques sous une étiquette républicaine, on commence seulement à s'apercevoir que l'Administration doit être faite pour l'utilité du contribuable qui la paie, et l'hôpital pour les pauvres, mais non pour la réclame et le bénéfice sinécuriste des médecins ou employés.

Ce point de vue sera sans doute révolutionnaire ou tout au moins fertile en réformes.

.·.

A l'hôpital, il faut propreté et confortable : le luxe y est ruineux, provocateur et de mauvais enseignement.

L'économie d'argent s'impose. Il y a lieu,

puisqu'il est courant de dire que 25 °/₀ de gaspillage, coulage ou emplois inutiles pourraient être épargnés sur cette seule partie du budget de l'assistance publique.

L'économie de place, aussi, au moins dans les locaux actuels, trop exigus. Le haut personnel (directeur, économe, pharmacien en chef. etc.) y est généralement trop au large, tandis que les infirmiers et infirmières — dont il est nécessaire de modifier la situation du tout au tout — logent en de mauvais dortoirs, et vivent sans hygiène.

La *propreté* (bains, lavabo, savon, linge, coiffure, etc.), les *vêtements des malades* sont insuffisants. La *nourriture* est souvent présentée immangeable, non seulement du fait de la cuisine, mais aussi du mode de distribution. Une condition essentielle d'amélioration serait *l'exactitude* régulière et réglementaire des heures de visite, laquelle exactitude est actuellement l'exception.

Du côté médical proprement dit, nous demandons :

Pour les élèves *stagiaires* : Une répartition plus logique ;

Pour les *externes* : changement de service tous les six mois, engagement d'honneur, s'ils sont en chirurgie ou accouchement de ne point s'occuper de morticulture (anatomie, anatomie pathologique, médecine opératoire, autopsies...)

Pour les *internes* : Réforme du concours (copies jugées comme à l'École polytechnique) : mêmes conditions de changement et d'engagement d'honneur que pour les externes.

Les non naturalisés ne devraient être admis qu'au titre étranger et en supplément.

Pour *les médecins, chirurgiens ou accoucheurs* : obligation d'être français, ou naturalisés, après avoir satisfait à toutes les charges de la loi militaire.

Réforme du concours, rendu plus pratique, moins rhétorique et psittacique : on éviterait ainsi un apprentissage parfois désastreux sur les malades.

Exiger *l'exactitude* des chefs de service et leur interdire toutes les autopsies dont le service doit être centralisé.

Au point de vue de l'asepsie, il serait encore interdit aux chirurgiens — dont le nombre est à doubler, — ainsi qu'aux accoucheurs, de pratiquer habituellement l'anatomie, la médecine opératoire.

Tous les laboratoires d'hôpitaux sont à supprimer et à centraliser en quelques laboratoires centraux (un au plus par grand hôpital), avec service et personnel spécial pour toutes recherches de morticulture.

.·.

Telles sont, à notre avis, quelques-unes des réformes qui pourraient être poursuivies au moins pour le présent.

Ce ne serait évidemment que transitoire, car afin d'éviter la contagion urbaine, pour l'air et l'asepsie, grâce aussi aux moyens de communications, l'hôpital doit être *exparisianisé*.

A Paris ne sauraient rester que des postes de secours, ou de triage, pour consultations, avec soins urgents et matériel d'évacuation. On ne traite pas sur un champ de bataille.

D'autre part, la prétendue distinction entre hôpitaux de traitement et hôpitaux d'enseignement est chinoiserie homicide : le meilleur enseignement réel est guérir ; or les malades guérissent mieux à la campagne qu'à la ville.

Les hôpitaux seraient alors spécialisés, le médecin interné et logé, ainsi que dans les asiles d'aliénés — j'ajoute payé en conséquence et suivant les services rendus.

Peut-être alors l'hôpital ne serait-il plus — pour certains, du moins — seulement un prétexte à majorer les honoraires, et une démonstration, par l'incurie et les gaspillages, qu'en fait d'employés on en a toujours pour son argent,

P. S. — Dans sa dernière assemblée générale, le Syndicat des médecins de la Seine a émis le vœu que la consultation externe de l'hôpital soit supprimée, et remplacée par des consultations de quartier dans les bureaux de bienfaisance, dispensaires, etc..

L'ASILE POUR TUBERCULEUX D'ANGICOURT

Le Dr Plicque, médecin-chef d'Angicourt, a récemment écrit à diverses Sociétés médicales parisiennes, leur demandant, en substance, si ce nouvel établissement de l'Assistance publique, dénommé à tort, selon moi, sanatorium, devait être — selon la formule des sanatoriums privés qui soignent d'abord leur statistique — fermé aux tuberculoses ouvertes et réservé aux tuberculeux fermés, c'est-à-dire n'émettant point encore de bacilles.

La question est bien d'ordre général, et constitue un précédent administratif à créer. Qu'un particulier, qu'une société mutuelle d'assurances (comme en Allemagne) ou autre, s'inspire de pareille idée théorique, c'est son affaire, et sans doute aussi son intérêt.

Mais l'Assistance publique, qui, par principe, doit fonctionner avant tout pour l'*assistance* des tuberculeux pauvres dont le sort est actuellement si pitoyable, et non pour la spéculation scientifique ou matérielle du médecin ! c'est tout différent.

Une commission nommée par la Société médicale des hôpitaux, M. Mosny rapporteur, après avoir très justement, à mon sens, repoussé comme criterium *l'ouverture* de la tuberculose, distinction plutôt de laboratoire et mal clinique, a répondu par les conclusions suivantes :

I. Le sanatorium d'Angicourt doit être réservé au traitement des indigents parisiens dûment atteints de tuberculose pulmonaire, mais dont les lésions sont présumées curables.

II. Nul malade ne pourra être admis au sanatorium d'Angicourt que sur présentation d'un *dossier sanitaire* constitué par le médecin traitant et comportant :

a) L'histoire des antécédents familiaux du malade ;

b) Celle des antécédents personnels ;

c) Celle de sa tuberculose ;

d) Son observation clinique complète, quotidienne, pendant au moins huit jours consécutifs, comprenant plus spécialement :

Un schéma des lésions pulmonaires actuelles ; un graphique de la température rectale, du pouls, de la respiration ; une analyse des urines ; le poids du malade ; l'examen microscopique des crachats et la recherche des bacilles pratiquée à plusieurs reprises si les premières constatations sont négatives.

III. L'ensemble des dossiers sanitaires ainsi constitués sera examiné périodiquement par une commission médicale désignée par la Société médicale des hôpitaux de Paris.

Cette commission proposerait à l'administration de l'Assistance publique l'admission au sanatorium d'Angicourt des tuberculeux présumés curables.

L'étude comparative des données correspondantes à celles du dossier sanitaire et recueillies pendant le séjour des malades au sanatorium d'Angicourt, pourra seule permettre au médecin en chef de cet établissement de juger l'efficacité de la cure sur l'évolution des lésions, et par suite l'opportunité du maintien de ces malades au sanatorium.

La Société médicale des hôpitaux a adopté.

Ce sont ces conclusions que je voudrais argumenter à mon tour.

Tout d'abord, j'avoue n'avoir pas compris le choix d'Angicourt (Oise), à 78 kilomètres nord de Paris, pays de bois et de gibier, mais ignoré, jusqu'à présent du moins, comme station de tuberculeux. C'est trop loin au point de vue des visites et de la famille (qu'il va falloir indemniser si on interne le tuberculeux encore valide, son soutien), c'est trop froid pour le tuberculeux d'ordinaire frileux. Pour la distance guère plus commode, par conséquent, que le Midi, l'Auvergne, l'Anjou ou la Touraine, qui sont, eux, véritables pays sanatoriens, incomparablement supérieurs au point de vue climatérique.

Certes Angicourt, avec son air de plateau boisé, sera toujours meilleur que Lariboisière ou Boucicaut : mais ce mieux, est-ce assez, et répond-il aux dépenses effectuées ? Je ne le pense pas : d'autant mieux que durant qu'on construisait, les murs s'éboulèrent : il fallut recommencer. L'architecte et l'ingénieur (car l'Assistance publique s'offre le superflu d'employer simultanément l'un et l'autre pour ses bâtisses) semblent y avoir encore une fois fait du luxe, alors que le confortable suffit.

.'.

La Commission de la Société médicale des hôpitaux réserve Angicourt pour les tuberculeux présumés curables. Embarrassée ensuite, pour établir cette présomption de curabilité, elle propose la constitution d'un dossier sanitaire très complexe, dont l'idée seule laisserait supposer que les phthisiques sont *exceptionnellement* bien soignés dans leurs services par les membres de la susdite commission. Je souligne exceptionnellement, car en fait la constitution d'un pareil dossier sera très longue et irréalisée dans la grande majorité des cas et des services.

Malgré toute sa bonne volonté, la Commission médicale, pour examiner les dits dossiers sanitaires et toutes ses paperasseries, allongera encore la période d'attente pour l'admission des tuberculeux, période déjà si longue d'habitude pour les divers établissements de l'assistance publique et qu'il importerait au contraire de raccourcir.

.·.

Ne cherchons pas trop la petite bête.

Nous sommes des médecins, mais aussi des hommes et des philanthropes. Avant tout, il faut hospitaliser les tuberculeux invalides, donner asile à ces malheureux repoussés de partout, jusqu'à ce qu'ils réussissent à entrer, lamentable gibier d'amphithéâtre, dans un de ces services spéciaux qu'ils qualifient entre eux d'abattoirs (1).

(1) Le président de la 5ᵉ Commission du Conseil municipal en est encore à réclamer la création de ces services spéciaux de phtisiques, véritables *pourrissoirs* en fait et selon l'étymologie.

Il faut leur donner asile hors du surmenage, du surpeuplement, des poussières irritantes ou contagieuses qui caractérisent la vie et l'atmosphère parisiennes, dans des conditions d'air, de repos, d'alimentation, d'asepsie convenables, dès que leur état social, leur famille le permet.

Quant à la curabilité ou non d'un tuberculeux, tout ce que nous avons appris à l'hôpital parisien, où le milieu est vicié, est à reprendre.

L'état général du sujet, son éréthisme, son genre de vie, bien plus que les lésions locales doivent entrer en ligne de compte. J'ajoute que nous ne pouvons actuellement juger si le climat d'Angicourt convient aux tuberculeux et à quelle variété de tuberculeux il convient.

En vérité, Angicourt doit être un asile pour tuberculeux, sa réglementation intérieure (catégorisation, isolement de certains tuberculeux, etc.), laissée à l'initiative et à la responsabilité du médecin en chef.

Dans cet ordre d'idées, j'ai proposé à la Société médico-chirurgicale de répondre au Dr Plicque par la conclusion suivante qu'elle m'a fait l'honneur de voter :

« *Le sanatorium d'Angicourt doit être*
« *un asile pour tuberculeux, réservé au*
« *traitement des indigents et nécessiteux*
« *parisiens dûment atteints de tuberculose*
« *pulmonaire, qui voudront et pourront y*
« *être envoyés utilement.* »

L'HOPITAL AUX PAUVRES ET AUX SEULS PAUVRES

Sur la proposition du Dʳ Le Gendre, qui poursuit dans les hôpitaux la campagne contre l'alcoolisme, et après discussion, la Société médicale des hôpitaux a émis le vœu suivant :

« Dans chaque hôpital, un local sera aménagé pour l'isolement effectif des agités temporaires. »

Ce vœu sera transmis au directeur de l'Assistance publique, au Conseil municipal et au ministre de l'Intérieur.

En outre, la Société a décidé la création d'une Commission permanente qui élaborera un projet de réforme à discuter ultérieurement. Cette Commission est composée de MM. Barth, Béclère, Chauffard, Faisans, Le Gendre, Millard, Troisier,

M. Béclère a demandé, en outre, très justement, je crois, que l'opinion soit saisie du résultat par la presse.

Voilà qui est bien. Au reste, les commissionnés — qui tous ont bien fait ou font bien leur service — sont réputés honorables et de bonne volonté, ils peuvent parler, et s'efforceront, je pense, d'aboutir.

Il en est grand temps, car le public accuse communément les médecins de la désorganisation des services hospitaliers dont ils sont dénommés les chefs. Le nouveau secrétaire général de l'Assistance publique se propose même, dit-il, de les mater.

Il est souhaitable que l'exemple de la Société médicale des hôpitaux soit suivi pour l'obstétrique, et surtout pour la chirurgie, où il y a particulièrement à réformer.

Nous savons, en effet, que l'air, le vêtement, la nourriture sont coefficients de guérison et non des moindres ; et nous reconnaissons la propreté et l'hygiène comme d'utilité thérapeutique essentielle, pour le moins au même titre que le bistouri et le médicament.

. .

Dans un autre ordre d'idées, une des principales réformes hospitalières à introduire, c'est de réserver, sauf pour les cas d'urgence, l'hôpital aux pauvres et aux seuls pauvres, c'est-à-dire aux indigents et nécessiteux momentanés ou habituels.

J'ai déjà dit comment, sciemment ou inconsciemment, l'hôpital fonctionnait, à mon sens, trop au bénéfice de l'administratif et du médecin ou élève plutôt que dans l'intérêt de l'hospitalisé lui-même. J'ai montré que ce *modus vivendi* était suranné, et que le meilleur, le seul enseignement clinique c'était de soigner au mieux et de guérir : c'est ce que j'entends par *l'hôpital aux pauvres*.

Aux seuls pauvres, j'ajoute : car le nombre des lits est actuellement trop restreint pour qu'un aisé admis ne prenne pas la place d'un nécessiteux.

L'argent est corrupteur à l'hôpital comme ailleurs : tout y est tarifé maintenant, au moins dans certains services : le bassin, les injections, les lavements, les piqûres de morphine, etc.

Une érysipélateuse racontait dernièrement que, dans un service d'infectieux, plusieurs malades, dont elle, étaient débarbouillés avec la même eau ou devaient payer pour avoir leur cuvette.

Les enquêtes ne révèlent rien, car les malades apeurés se taisent. On m'a même affirmé, en citant des noms, que des chefs de service s'étaient laissés faire des cadeaux et payer pour des soins ou opérations à l'hôpital.

Aux hospitalisés payants (spécialement les accidentés du travail), l'Assistance publique donne, surtout en chirurgie, beaucoup plus que pour leur argent : d'autre part, les quelque quatre cent mille francs qu'elle touche de ce chef sont bien peu de chose dans son budget de 53 millions.

On objectera qu'à ce budget la ville cotise pour une très large part, d'où l'idée de l'assistance publique généralisée et accessible à tous, idée qui du reste cadre avec les théories nouvelles de municipalisation et de socialisation de la médecine devenue service public et on rapprochera des sociétés de secours mutuel.

Mais, en attendant qu'on nous caporalise ainsi, et qu'on nous paye alors — chichement sans doute, pour ne rien faire — nous avons le droit de nous défendre, de ne pas nous laisser manger : c'est d'ailleurs ce que nous faisons actuellement vis-à-vis des mutualités.

*
* *

Il est donc d'intérêt général et médical que l'hôpital soit réservé aux pauvres et aux seuls pauvres.

Quel est le moyen ?

L'essentiel est d'agir sur l'opinion publique en répandant, en popularisant cette notion de l'hôpital aux pauvres et aux seuls pauvres ; — par la plume, par la parole il convient d'en imbiber, d'en saturer nos concitoyens, au nom de l'intérêt public.

La présentation de la dernière quittance de loyer, un certificat d'indigence, un livret délivré à la mairie, comme palliatifs, paraissent moyens peu pratiques, inapplicables à Paris, ville capitale cosmopolite et très mouvante. C'est aussi ce qui rend les enquêtes hospitalières difficiles, insuffisantes, comparées aux enquêtes du bureau de bienfaisance qui sont faites par des enquêteurs de quartier.

Il faut surtout que les médecins s'entendent pour écarter les malades aisés :

Les médecins de la ville, en se gardant d'adresser ou de recommander d'autres malades que les nécessiteux ! Les médecins d'hôpitaux en ne recevant que ceux-ci à la consultation.

L'admission devrait être faite exclusivement par cette consultation externe et par une permanence médicale ; les consultations actuellement tolérées dans les services sont mauvaises au point de vue de l'ordre et de l'asepsie.

On a demandé, dans ces derniers temps, la suppression de la consultation externe des hôpitaux pour éviter les abus de l'hospitalisation : je ne suis pas encore partisan de cette suppression.

Certes, il est plus commode et moins long pour le nécessiteux de consulter au dispensaire ou au bureau de bienfaisance de son quartier où on lui distribue les médicaments que d'aller à la consultation d'un hôpital souvent éloigné : en outre, ceux qui abusent seraient plus facilement convaincus, reconnus et écartés. Mais supprimer la consultation telle qu'elle fonctionne actuellement serait, je crois, ramener l'ancien système, péjoré, des consultations dans les différents services, c'est-à-dire retomber dans des errements que l'expérience a condamnés.

Nous allons vers un temps, très rapproché sans doute, où, avec des sanatoriums climatériques *reposoirs*, avec de grands centres hospitaliers spécialisés, reportés hors de l'agglomération urbaine, et constituant les véritables écoles de médecine, il ne restera plus à Paris, dans chaque quartier ou arrondissement, que des postes de médecine et d'hygiène où se donneront les premiers soins et des consultations générales et spéciales, d'où les malades seront ensuite transportés, s'il y a lieu, à l'hôpital.

À ce moment, la consultation externe n'aura plus sa raison d'être à l'hôpital ; le personnel médical, comme dans les sanatoriums actuels, sera logé et appointé, directeur et responsable ; des maisons de santé particulières à des prix modérés ou appartenant à des collectivités hébergeront les gens aisés et les sociétaires.

Ce sera la solution de l'hôpital aux pauvres et aux seuls pauvres. En attendant cette évolution et l'assagissement public, l'entente entre les médecins est seule capable de modérer les abus : à moins, comme beaucoup déjà le prétendent, que cette entente entre une démocratie trop effacée et une oligarchie trop prétentieuse et pédantesque ne soit, comme disait Montaigne que « biffe et piperie », dès à présent illogique et impossible.

L'HOSPITALISATION MODERNE

L'idée que nous nous faisons maintenant d'un hôpital ou d'un hospice est singulièrement différente de la conception ancienne qu'on en avait.

Jadis, en effet, c'est-à-dire avant la Révolution, ces fondations constituaient de véritables bénéfices, prébendes religieuses, voire canoniques, où des nonnes diaconnesses, même chanoinesses, parfois aussi des moines faisaient la charité à des malades ou infirmes et canalisaient sous ce couvert — en invoquant l'amour du prochain ou l'Enfer — les largesses des riches, des nobles et du roi. L'hôpital comme l'hospice avait ainsi ses propriétés, ses rentes, ses patrons, ses religieux, très accessoirement ses médecins ou élèves, très inférieurement son personnel que j'appellerai domestique : les malades y étaient par charité et pour enseigne.

J'ai eu cette impression en visitant certains hospices de province restés actuellement ce qu'ils étaient bien avant la Révolution, le célèbre hospice de Beaune, par exemple, où l'intérêt du curieux bibelot d'antiquité, intégralement conservé, vous saisit aussi bien que l'allure moyennageuse des dames et la forme peu aseptique des costumes.

.·.

Nos grands ancêtres de 1789 bouleversèrent tout cela. Les fondations religieuses devinrent œuvres d'assistance publique.

Mais l'administration de l'Empire y mit bientôt bon ordre : l'hôpital et l'hospice fonctionnèrent administrativement et impérialement, c'est-à-dire pour le plus grand profit des employés et du gouvernement, l'assisté restant troupe secondaire.

Peu à peu, cependant, le médecin, grâce au progrès de l'art de guérir, prenait, à côté de l'administration proprement dite, une place de plus en plus grande que les merveilleuses conquêtes de la science moderne rendent aujourd'hui prépondérante.

Il en est résulté à notre époque une lutte sourde d'influence entre l'administration et le médecin, fâcheuse pour la bonne direction et par conséquent préjudiciable à l'intérêt des malades.

.·.

Voici que la pratique dans les sanatoriums est en passe de modifier à nouveau tout le fonctionnement actuel.

Convaincu que le médicament proprement dit n'est qu'une des modalités d'un traitement, de beaucoup la moins importante, si ce n'est durant les périodes de crises, le médecin s'y étudie actuellement à diriger le régime, l'hygiène, la diététique y compris l'habillement de ses pensionnaires, à leur procurer avant tout bon air et bonne eau, à surveiller et à vivre leur vie. Les résultats obtenus dans ces maisons bien dites de santé ont été remarquables, bien meilleurs, sans comparaison, que ceux des hôpitaux urbains alors même que parfois véritables palais.

C'est dans ce sens que nous allons certainement évoluer, d'autant qu'à ce nouveau point de vue correspond un mieux-être du malade tout à fait apprécié à notre époque électorale et démocratique.

Pour y parvenir, pas n'est besoin de constructions ruineuses (comme à Angicourt où cet hiver (1), par exemple, chaque malade

(1) 1900-1901.

coûtait trois francs par jour seulement pour l'éclairage et le chauffage). Il faut de l'air, de l'eau pure, de la place au soleil, de la propreté, du repos et du réconfort. Il faut aussi le médecin directeur et logé, ainsi que cela a lieu déjà pour certains asiles d'aliénés.

M'est avis que la question de la tuberculose nous avancera fortement dans cette voie.

LE NOUVEAU DIRECTEUR DE L'ASSISTANCE PUBLIQUE [1].

Il s'agit maintenant de trouver un directeur et un bon pour l'Assistance Publique : la chose n'est pas commode et la situation non plus.

Certes, la place a du vernis : 15.000 francs de traitement, non compris les frais de représentation,' des appartements vastes et superbes, tels que l'État a coutume d'en dispenser à ses hauts fonctionnaires, généralement cependant sans enfants, une voiture, et surtout le prestige d'un budget de plus de 50 millions, aussi bien que le satisfaction de commander à un nombreux personnel et de pouvoir rendre beaucoup de services, — voilà de quoi appâter bien des candidats : il est donc vraisemblable qu'il n'en manquera point.

Il y aura sans doute le candidat ministé-

(1) Les quatre articles suivants ont été écrits avant la nomination du directeur actuel.

riel proprement dit, c'est-à-dire le fonctionnaire de la place Beauvau, plus ou moins
préfet, plus ou moins hygiéniste, habitué
aux lenteurs, aux subtilités, aux somnolen-
ces et aux statistiques de l'administration.

Ne pas oublier en passant que les situations administratives, dans l'Assistance Publique, sont généralement l'aboutissant et la
prébende d'une ancienne éminence grise
juxta-ministérielle, ce qui rend ces candidats
toujours possibles.

Il y aura aussi le parlementaire dilettante
en Assistance Publique et le conseiller municipal ou ex, plus ou moins versé dans la
matière au titre de membre ou ex-membre
du conseil de surveillance de l'Assistance
Publique et de la cinquième commission.
Cette variété de candidats s'est généralement
poussée par des flatteries savantes à l'administration, qu'elle a encombrée, aux médecins, dont elle a encouragé les manies dé-
pensières de laboratoire et les excentricités
de système. Elle a l'inconvénient grave d'a-
voir appris à subordonner — sciemment ou
inconsciemment — la question d'assistance
à la question électorale de clocher, de chercher, par exemple, à conserver un hôpital

au même titre qu'un théâtre, afin de garder la faveur des électeurs circonvoisins, comme si l'intérêt bien compris des malades et des citoyens ne commandait pas de reporter autant que possible tous les hôpitaux hors des villes.

Ces deux sortes de candidats politiques et ministériels ont, il faut le reconnaître, l'avantage de pouvoir servir de trait d'union entre l'administration de l'Assistance Publique et les pouvoirs supérieurs (ministres, conseil municipal).

Des médecins, sans doute, se mettront aussi sur les rangs. Indépendamment de leur insuffisance administrative habituelle, sauf exceptions, il est à remarquer que les précédents des docteurs Peyron et Napias ne semblent pas favorables à un troisième. Il semble difficile, en effet, qu'en raison des habitudes et de la tolérance de l'esprit de corps médical, un directeur-médecin puisse actuellement avoir assez d'autorité sur le personnel médical des hôpitaux pour lui imposer l'observance des règles, en particulier l'exactitude et l'économie, trop méconnues de nos jours.

Un employé de l'Assistance Publique,

nourri dans le sérail, qui en connaît tous les détours, serait évidemment et logiquement le meilleur si la direction de l'Assistance Publique était une direction analogue à celle des autres services de la préfecture de la Seine. Mais le directeur de l'Assistance Publique qui, du reste, ne nomme pas ses employés, se trouve pris entre le ministre de l'intérieur, le conseil de surveillance, le conseil municipal et son administration proprement dite, dont les médecins. Il lui faut donc des qualités de tactique générale supérieures aux finesses administratives courantes, d'autant mieux qu'au quai de Gesvres, comme dans toutes nos grandes administrations, les rouages sont tellement multipliés et perfectionnés, la lancée tellement forte que la machine fonctionne presque seule.

Dans ces conditions, on conçoit la difficulté à mettre la main sur l'homme qu'il faut, étant donné que la maison est pleine de lézardes, qu'elle menace ruine et qu'il va falloir étayer solidement et probablement même rebâtir.

La question de la tuberculose et les sanatorium, l'étude des microbes, des gaz toxiques et des poussières dans l'air trop respiré des agglomérations urbaines, ont démontré la nécessité de « l'exparisianation » et de la « ruralisation » des malades.

Pour cela, c'est-à-dire afin de pouvoir réformer tout le système hospitalier actuel, il faut de l'argent et beaucoup d'argent : or, la caisse est presque vide. Le nouveau directeur s'il est prudent, demandera, aussitôt installé, qu'il soit fait un bilan afin de mettre sa responsabilité à couvert.

Pas d'argent pour réaliser des réformes que tout le monde réclame, et l'apparence d'un homme tenu de tous les côtés, telle est la perspective de la future direction.

S'il ne veut point s'y perdre, celui qui sera nommé doit être ou un administratif habile, très capable, quoique enchaîné, de faire le moins mal possible, ou un déterminé réformiste à la main ferme et au balai solide.

A moins que pour tout ménager et ne gêner personne on ne préfère le plus terne des candidats.

LES HOPITAUX PALAIS.

En attendant que le nouveau directeur soit nommé, parlons un peu de l'Assistance publique.

Après les lois sur l'instruction obligatoire, qui demeureront comme l'honneur de la troisième République, ce fut un genre pour certains de plaisanter les écoles qui durent être construites à ce moment, écoles qu'ils trouvaient trop luxueuses et appelèrent ironiquement des palais scolaires.

On pourrait aujourd'hui et plus justement dénommer palais hospitaliers ou hôpitaux-palais les constructions trop coûteuses et trop luxueuses qui ont été dans ces derniers temps édifiées pour soigner les malades parisiens.

Les frais de quelques-uns ont été énormes. C'est ainsi que l'Hôtel-Dieu a coûté, non compris le terrain et les expropriations, 32,000 francs par lit de malade. A l'hôpital Boucicaut, le prix du lit revient à 29,000 francs non compris le terrain.

Par comparaison, à l'hôpital Pasteur de la rue Dutot, le plus récent, le plus complètement aménagé au point de vue de l'hygiène et de l'asepsie, et qui appartient à l'Institut Pasteur, le prix de revient du lit a été seulement de 12,000 francs, quoique le nombre des lits y soit bien inférieur à celui des hôpitaux précités, ce qui augmente, comme chacun le sait, très notablement les frais généraux. Ceci semblerait démontré que l'Assistance publique a payé les constructions de l'Hôtel-Dieu et de Boucicaut presque trois fois trop cher, ou encore qu'avec les dépenses faites, l'Assistance publique pouvait faire trois fois plus, car on manque en réalité de lits dans les hôpitaux.

Tout cela, bien entendu, sans préjudice des frais journaliers d'entretien qui se trouvent plus élevés en raison précisément du luxe initial des bâtisses.

C'est, en somme, le prix d'une très jolie maison de campagne que l'Assistance publique donne ainsi comme première mise de fonds pour chaque lit de ses hospitalisés dans Paris.

Il semble que cette manie de luxe soit définitivement entrée dans les mœurs ; on l'a bien vu pour les nouvelles Maternités et pour le tout récent sanatorium d'Angicourt, établissement situé dans le département de l'Oise, près de Liancourt, où le prix de revient du lit est de 8,800 francs, tandis que dans les sanatorium allemands, qui ont servi de modèle, il oscille en moyenne autour de 3,200 francs.

Il y a là un écueil à signaler et à éviter.

L'hygiène et le confortable sont nécessaires dans les constructions hospitalières : il y faut de la place, du jour, du soleil et beaucoup d'eau. C'est même pour ces différents motifs qu'il faut les faire sortir de Paris, les « exparisianiser ».

Mais précisément parce qu'elle est nécessaire, l'hygiène n'est pas du luxe, ainsi que paraissent cependant l'entendre trop volontiers nos architectes. Si au moins l'argent et les donations affluaient dans la caisse des pauvres ! Mais il n'en est pas ainsi, et depuis quelques années surtout, en raison des bruits fâcheux qui circulent sur l'Assistance publique, les largesses envers elle paraissent avoir diminué. Je mets à part les dons avec attribution spéciale, pour lesquels, du reste, les

5*

prévisions sont toujours dépassées et qui finissent par coûter.

Si aussi cette même caisse, pour équilibrer ses dépenses, n'était point obligée de demander au budget municipal une cotisation qui augmente d'année en année et qui atteindra bientôt vingt millions !

Pour le bien des pauvres, toujours insuffisant à cause de l'immense quantité des infortunes à secourir, la plus stricte économie s'impose.

Rien ne sert, pour les hospices, de façades monumentales renouvelées plus ou moins des Grecs, ni de constructions cyclopéennes. Dans une cinquantaine d'années, sans doute, étant donnée l'évolution très rapide qui nous emporte, tout ce que nous construisons aujourd'hui à grandes masses de pierres comme pour l'éternité, sera démodé et jugé inutilisable. Contentons-nous donc d'envisager le présent, le commode ainsi que le confortable.

Souvenons-nous aussi que la manie, la dépense exagérée de construction, qui n'est que folie pour le particulier, devient dilapidation et presque crime lorsqu'il s'agit du bien des pauvres.

AUTOMOBILISME ET ASSISTANCE PUBLIQUE

Vous avez pu lire dans ces derniers temps que l'Assistance Publique étudiait le transport des malades par automobiles et que ce nouveau mode allait être incessamment employé pour les ambulances municipales. Celles-ci, comme chacun sait, emmènent dans les hôpitaux les personnes ayant subi un accident grave et immédiat.

Le fait mérite qu'on s'y arrête, car l'introduction de la machine, soit à écrire, soit à compter, soit à transporter, constitue un phénomène essentiellement anormal par rapport à la routine administrative, précurseur, vis-à-vis de celle-ci, des plus graves événements d'évolution.

Pour ce qui concerne les automobiles il est évident que, par ce moyen, le transport des blessés pourra être effectué dans des conditions de commodité, d'absence de secousses et de célérité bien supérieures à ce que donne l'hippomobilisme. Il y a donc là, dès à présent, un avantage évident.

Le fait est d'autant plus intéressant à constater que le transport des malades et blessés, en raison du système moderne adopté pour les hôpitaux — lequel système consiste à les reporter de plus en plus loin du centre des villes — va prendre un développement et une importance très considérables.

L' « exparisianisation » des hôpitaux, en effet, est depuis longtemps demandée par l'opinion publique, qui avait reconnu le danger au point de vue de la contagion qu'il y a à habiter autour de ces centres et des agrégats pathologiques. Malgré toutes les mesures de précaution, de désinfection, d'antisepsie qui sont prises à l'heure actuelle par ceux qui soignent les malades, infirmiers, élèves ou médecins, la statistique montre bien que la morbidité est plus élevée proportionnellement dans les zones juxta-hospitalières que dans le reste de la ville.

Ceci apparaît au maximum pour la diphtérie, par exemple, autour des hôpitaux d'enfants, mais existe pour presque toutes les autres maladies, dont la majeure partie, ainsi qu'on le sait, depuis les immortelles recherches de Pasteur, reconnaît un germe vivant, un agent contagieux, un contage et un contact.

Pour éviter ce contage et ce contact, le mieux est d'en isoler, autant que possible, les foyers originaux, c'est-à-dire de reporter les agrégations pathologiques hors des centres habités. Ceci revient à dire que « l'ex-parisianisation des hôpitaux et hospices est d'intérêt général ».

C'est aussi l'intérêt, et ceci est le principal, des malades eux-mêmes. En effet, l'air est meilleur à la campagne, il n'y est point vicié par de trop multiples respirations ou brûlé et enfumé par de trop nombreux foyers caloriques et photogènes : il est renouvelé, ensoleillé, oxygéné par le vert feuillage des plantes et des arbres, sans parler des odeurs aromatiques et antiseptiques des fleurs.

Ce sont là des conditions très favorables, car l'air est la première et la plus essentielle de toutes les nourritures, surtout pour les malades, qui, très habituellement, ne peuvent guère se nourrir d'autre part.

Une autre considération des plus favorables est la place suffisamment large, bien exposée et ensoleillée dont on pourra ainsi disposer en faveur des malades.

Nous ne sommes plus à l'époque où l'hôpital était regardé à l'instar d'un couvent, d'une prison, d'un refuge de charité pour l'amour de Dieu avec les allures d'une maison presque de correction et les apparences monumentales d'une caserne ou d'une prison.

L'hôpital moderne, tel que nous le concevons actuellement, doit être villa, jardins, arbres et fleurs, non seulement pour l'agrément, mais aussi et surtout parce que l'expérience a montré que le meilleur fond d'un traitement c'était la propreté, la gaieté, la lumière et le soleil, les quatre plus puissants antiseptiques.

Un pareil hôpital-square n'a plus, d'ailleurs, aucune raison pour être craint ou repoussé par les communes suburbaines qui se trouveraient et se trouvent déjà, là où de pareilles agglomérations fonctionnent (Le Vésinet, Vincennes, Brévannes, etc,), non plus contaminées, mais pécuniairement et notablement favorisées par leur existence.

La troisième indication à l'exparisianisation des hôpitaux et hospices consiste dans le bon marché relatif des terrains à acquérir pour la construction.

On pourrait même, ainsi que cela a été

conseillé, employer à cet usage les places des anciens forts désaffectés.

Il est évident que la Ville elle-même ne peut pas, ne doit pas être laissée sans postes de secours immédiats et d'urgence. Il faut des ambulances pour cette bataille journalière que constitue l'existence parisienne.

Des maisons de secours créées à des endroits appropriés avec personnel et matériel médical, chirurgical, pharmaceutique, hydrothérapeutique et hygiénique doivent être ainsi instituées. Des consultations, générales et spéciales, à des heures commodes, doivent fonctionner et recueillir les malades, qui de là seraient transportés, soit par automobiles, soit par voies ferrées dans l'hôpital suburbain spécialisé et convenable. Quelques lits seulement permettraient les interventions de toute première urgence, lesquelles sont toujours très rares.

A l'heure actuelle l'automobilisme et les tramways de pénétration permettent de considérer comme possible à bref délai cette amélioration énorme dans le traitement des malades au point de vue scientifique et pratique que constituera l'exparisanisation des hôpitaux parisiens.

DE L'ASSISTANCE PUBLIQUE PAR PLACEMENT FAMILIAL

L'Assistance publique de Paris comprend, ainsi qu'on le sait, trois services ou divisions : les hôpitaux et hospices, les Enfants assistés et l'assistance à domicile. J'ai déjà fait allusion, dans des articles précédents, à l'insuffisance des lits dans les hôpitaux et hospices, où j'ai montré comment, à tous les points de vue, il fallait faire sortir de l'agglomération urbaine, « exparisianiser » tous ces hôpitaux et hospices.

Mais, dira-t-on, il faut de l'argent et beaucoup d'argent pour une pareille réforme : quelles que soient les économies réalisées, économies que j'ai montrées devoir être considérables, puisque l'Assistance publique s'offre le mauvais luxe de construire d'une façon deux et demie fois, en moyenne, plus coûteuse qu'il ne conviendrait — il faut même beaucoup d'argent. Or, le contribuable commence à faire le récalcitrant. D'autre part, les travaux d'hygiène urbaine, tels que la démolition de l'enceinte fortifiée, la construction du réseau métropolitain et des moyens de transport, l'élargissement des voies de communication, l'amenée d'eau, la destruction des ordures ménagères, etc., s'imposent avec une urgence plus grande encore.

Dans ces conditions, l'assistance familiale, c'est-à-dire le placement de certains malades ou convalescents chez des personnes présentant les garanties suffisantes, permettrait d'obtenir immédiatement, et sans capital à débourser, une grande amélioration ; je vous demande la permission d'y insister un peu.

Le placement dans les familles et à la campagne est déjà employé pour les enfants assistés, dont le service, quoiqu'on puisse dire (les dénonciations et les révélations abondent d'ordinaire pendant les périodes d'élection) est celui qui fonctionne le mieux parmi l'Assistance publique en raison peut-être de ce qu'il est le moins « intraparisien ». Il a été employé aussi pour certains aliénés, surtout en Belgique ; je suis de ceux qui pensent qu'il pourrait être étendu à d'autres malades ou convalescents.

Cette question du placement familial commence, du reste, à préoccuper l'opinion. Ainsi, sur l'initiative du docteur Marie, et sous les auspices du Syndicat des médecins de la Seine, il va se réunir à Paris, au mois d'octobre, un congrès pour l'étude de cette variété d'assistance.

L'encasernement, la demi-séquestration à l'hôpital, présentent, en réalité, pour les malades les inconvénients, atténués, il est vrai, du surpeuplement, lequel est toujours nuisible, comme on le sait. Le foyer familial, au contraire, avec traitement individuel, réalise ce qu'on pourrait appeler l'uni-sanatorium, et se révèle bien préférable, parce qu'il permettra de choisir, pour le malade, non seulement un air meilleur que celui de la ville, mais un climat approprié, la mer et les villes d'eaux, s'il en est besoin.

Ceci est possible maintenant que les notions d'hygiène commencent à se répandre même dans les campagnes. On constituerait, par la pension payée, une prime d'émulation pour la diffusion de cette hygiène qu'il y a, au physique comme au moral, tant d'intérêt à vulgariser. Il n'y aurait que profit sans danger pour les familles, car le choix des malades serait évidemment calculé de façon à éviter toute contagion. Je tiens à signaler dès à présent, cependant, que les tuberculeux, à mon sens, pourraient et devraient être ainsi placés, car dans cette maladie la contagiosité qui existe, c'est prouvé, est bien secondaire par rapport à la réceptivité du sujet.

Le prix payé ne serait pas supérieur, certainement, à celui que coûte une journée de malade à l'hôpital ou à l'hospice ; celle-ci atteint jusqu'à 8 francs et est de 3 à 5 francs en moyenne.

Le service médical serait assuré dans le pays.

Pour les transports, il y aurait lieu de développer et d'améliorer ceux par chemin de fer, en utilisant, par exemple, les trains sanitaires qui font partie du matériel militaire de guerre. Cette utile mobilisation maintiendrait ainsi par l'usage ce matériel en bon état de service, au lieu de le laisser se rouiller et se détruire inemployé.

Pour des raisons de traitement médical, pour des raisons de famille aussi, certains malades ne pourraient être placés dans des familles : mais il en est d'autres à qui cette mesure serait, nous n'en doutons pas, particulièrement favorable : ce sont les enfants atteints de maladies chroniques.

On connaît l'influence extraordinairement bienfaisante de la mer et de la montagne sur ces jeunes organismes, et par contre l'action fâcheuse de l'air des villes, surtout industrielles. Il y a là un moyen d'y pallier, et le placement dans des familles à la campagne, en ruralisant nos petits Parisiens, amènerait sans doute bien de saisissantes et même d'inattendues guérisons.

On semble l'oublier trop volontiers : l'air pur est le premier des aliments, ainsi que des médicaments, et c'est précisément ce dont on manque le plus à Paris.

LETTRE OUVERTE A M. MOURIER, DIRECTEUR GÉNÉRAL DE L'ASSISTANCE PUBLIQUE, A PARIS.

Monsiéur,

Vous venez d'être nommé directeur général de l'Assistance publique et vous méritez des félicitations, car indépendant et riche vous prenez cette situation plutôt dangereuse en bonne connaissance de cause, ayant été membre du conseil de surveillance parmi les plus zélés.

Vous avez commencé par agir en homme politique en vous faisant déléguer sans perdre votre rang au Conseil d'Etat, pour un délai de trois ans, lequel délai peut sans doute être renouvelé. En cas d'échec ou de démission, vous avez la certitude de votre ancienne situation immédiatement retrouvée : vous rentreriez donc au Conseil d'Etat sans qu'il soit besoin, durant votre direction, de ménager tout le monde au Conseil municipal et au ministère, afin de reconquérir, votre siège directorial venant à manquer, un poste de remplacement ou de consolation.

Vous êtes donc indépendant et au courant. On vous dit aussi actif et sympathique. C'est, du moins, le souvenir que vous avez laissé de votre passage à l'Exposition, où vous étiez rapporteur de la section d'Assistance. Dans ces conditions, vous pouvez faire quelque chose, et votre choix « a priori » semble justifié.

Le poste est, du reste, difficile. Indépendamment, en effet, de la tristesse morale et du noir qui vous entoure, vous obsède et finit par vous envahir, à vivre ainsi toujours parmi les misères dont vous allez habiter le chef-lieu, votre administration, Monsieur, a beaucoup perdu dans l'esprit public, maintenant éveillé sur tous ses abus. Cette défaveur momentanée, il faut l'espérer, se double d'un état plutôt précaire des finances. Il y a là un fort courant à remonter et une caisse presque vide à remplir, car vous avez et vous allez avoir de lourdes dépenses à supporter. Vous aurez besoin, pour y parvenir, de beaucoup de patience et de fermeté, car vous rencontrerez bien des résistances, des ignorances et beaucoup d'abus ; par contre, vous serez encouragé et soutenu, si vous êtes énergique et si vous allez de l'avant, par ceux qui savent, et qui veulent que la gabegie prenne fin.

Vos bureaux, qui vous connaissent déjà, puisque vous êtes de la maison, et qui vous admettent, en somme, vous épargneront sans doute les épingles dont ils avaient bourré le fauteuil du médecin votre prédécesseur. Ils agiront sans doute tout différemment en vous circonvenant et cherchant à vous persuader que le bien des pauvres est, en réalité, leur budget, leur prébende. Vous penserez, Monsieur, que nous savons tous qu'il y a, quai de Gesvres et dans les hôpitaux ou hospices, bien des sinécures et bien du gaspillage, et que l'un et l'autre se paient et se compensent d'autre part par insuffisance de secours, c'est-à-dire mort d'homme.

Le personnel médical n'est pas non plus toujours facile à diriger. Sous prétexte qu'il n'est pas payé, ou à peine, ce qui est exact, certains, le petit nombre, s'y conduisent comme pour l'amour de Dieu, font mal leur service, ou, trop charitables du bien des pauvres, le dilapident en fantaisies de traitements, de laboratoires et d'instruments ruineux et bientôt inutilisés. Ne craignez pas de les rappeler au règlement, à l'exactitude et à l'économie : vous serez compris et apprécié par les bons, c'est-à-dire la majorité, et vous aurez raison.

Surveillez vos architectes, vos ingénieurs et vos fournisseurs, et rappelez à tous que l'Assistance publique, l'hôpital est fait pour les pauvres, pour les seuls pauvres même, au moins tant qu'il n'y aura pas trop de places pour eux seuls, secondairement seulement, pour l'enseignement, et pas du tout pour servir de réclame ou d'étiquette à ceux qui le comprennent malhonnêtement ainsi.

Vous aurez aussi à améliorer le sort matériel et la situation de votre personnel secondaire, surtout d'infirmiers et d'infirmières, pour lequel jusqu'à présent trop peu a été fait : ils sont cependant bien importants, pour le service et le traitement des malades ainsi qu'on en peut juger par le désastre de leurs erreurs.

C'est tout une révolution intérieure à accomplir en attendant que, suivant l'évolution qui nous emporte, vous puissiez réformer tout le système actuel qui est suranné, réaliser le dispensaire avec secours d'urgence dans Paris, l'hôpital spécialisé hors Paris, avec quelques asiles, — j'aime mieux ce mot que celui de sanatorium, — et l'application de l'Assistance familiale.

La tâche est belle, Monsieur, vous y rencontrerez sans doute bien de la peine, mais vous y aurez aussi la jouissance capitale qui est de faire le bien et de soulager la misère humaine.

Je vous félicite déjà d'avoir osé l'entreprendre.

Veuillez agréer, Monsieur le directeur général, mes civilités les plus distinguées.

L'ACCIDENT DE LARIBOISIÈRE. — LE SANATORIUM D'ANGICOURT

Le Conseil municipal a deux questions relatives à l'Assistance publique inscrites au programme de sa présente session, l'une relative à l'accident de Lariboisière, l'autre au sanatorium d'Angicourt.

L'accident de l'hôpital Lariboisière a été l'erreur d'une infirmière ayant donné, par confusion d'apparence, au lieu d'un remède anodin, du chlorure de zinc, qui est poison, en lavement à des malades, erreur suivie de mort et d'accidents graves chez ceux qui ont survécu.

Ces erreurs de médicaments ne sont point très rares. Il est même curieux, doit-on remarquer, qu'elles ne soient pas plus fréquentes, étant considérées surtout les quantités et les variétés de poisons qui passent par toutes les mains, depuis les méthodes antiseptiques. Ces erreurs sont possibles à tous, car, en réalité, il n'y a que celui qui n'agit pas qui ne se trompe pas ; elles le seront d'autant moins que l'instruction et les précautions employées seront plus grandes : ce qui amène à rappeler tout ce qu'il y a à faire relativement aux infirmiers et infirmières pour perfectionner leur instruction et améliorer leur situation. Ces auxiliaires si utiles du médecin n'ont pas, en effet, à l'heure actuelle, ou ont trop rarement la place à laquelle ils ont droit : il en résulte que leur recrutement se fait difficilement et qu'un bon infirmier ou infirmière, dès qu'il est formé, a intérêt à quitter l'hôpital ou l'hospice pour aller exercer sa profession dans la vie civile où il est bien mieux rémunéré et surtout considéré.

Le problème du personnel secondaire dans les hôpitaux se pose donc d'une façon instante : la laïcisation ne l'a point tout entier résolu.

Avant elle, et durant que j'étais interne, je me souviens d'une erreur analogue commise dans un service tenu à ce moment par des religieuses. Il s'agissait de purgatifs : la teinture de Baumé fut donnée au lieu d'eau-de-vie allemande ; il y eut aussi mort d'homme, mais l'affaire n'eut point de publicité ni de retentissement.

Autre considération : il n'est pas mauvais de faire remarquer aux chercheurs de responsabilité que dans un pays qui veut l'impôt sur le revenu — c'est-à-dire en somme et justement la responsabilité proportionnelle au pouvoir et au grade, et non limitée au faible, à celui qui ne peut se défendre — il ne serait peut-être pas inutile de la rechercher dans le cas de Lariboisière plus haut et plus loin que chez l'infirmière inculpée. Il est véritablement trop commode, dans les accidents de chemin de fer par exemple, de condamner l'aiguilleur quand la responsabilité de son insuffisance ou de son surmenage remonte en réalité plus haut. L'opinion publique est maintenant éclairée sur tout cela et demande la justice non pas inversement proportionnelle, mais justement distributive.

. .

Le sanatorium d'Angicourt a beaucoup fait parler de lui depuis son ouverture qui a eu lieu en automne dernier. Il est situé à 58 kilomètres N.-E. de Paris, sur un plateau dénudé, très venté, tellement qu'il a fallu, après coup et à main d'homme, construire, pour abriter du vent les bâtiments et les malades, une immense levée de terre sur le plateau. Cet établissement est cependant destiné aux phtisiques, qui aiment, chacun le sait, la chaleur, craignent le vent, et pour lesquels, par conséquent, ce climat ne paraît nullement convenir.

La construction a coûté très cher : elle a duré très longtemps : elle a dû être faite sur pilotis à cause des éboulements et revient à ce moment à 8,800 francs par lit, ce qui est, ainsi que je l'ai dit, deux fois et demi trop cher. La notion très exagérée de contagion de la tuberculose a conduit, d'autre part, à trop isoler l'établissement qui est à quatre kilomètres environ de la station de chemin de fer la plus rapprochée, de Liancourt-Rantigny, d'où la nécessité pour la maison d'avoir son eau, de fabriquer elle-même sa force motrice et son électricité, coût, — cet hiver, environ trois francs par malade et par jour, — d'avoir ses égouts et son système particulier d'épandage, etc.

Le service est très difficile, à cause de l'étendue et de l'interdistance des bâtiments divers. La moitié seulement est construite : 164 lits sont disponibles ; il reste à élever un autre corps de bâtiments pour les femmes.

ce qui est encore une faute, car on sait par expérience qu'il vaut mieux pour les tuberculeux des établissements uniquement masculins ou féminins.

Il y aurait encore bien des observations à faire relativement à ce sanatorium : d'abord la conception même du sanatorium, que nous avons empruntée aux Allemands, en l'isolant du reste de leur système, c'est-à dire en le rendant inapplicable. De l'autre côté du Rhin, en effet, le sanatorium fait partie intégrante de tout un ensemble, d'assurances du travail, de retraite ouvrière obligatoire, dont il est l'un des chaînons : l'extraire seul et le vouloir appliquer ici à l'Assistance publique, autant vaut enlever une roue de bicyclette, par exemple, et s'en vouloir servir en dehors de l'instrument lui-même.

Faire un sanatorium, c'est-à-dire une maison de convalescence en réalité, doit être chez nous, à l'heure actuelle, le fait d'une grande administration comme une Compagnie de chemin de fer, un magasin de nouveautés, etc., ainsi que quelques-uns le font déjà ; mais nullement le rôle de l'Assistance publique qui, pour un soutien de famille encore valide hospitalisé, aurait à soutenir toute la famille d'où une dépense très et trop considérable.

La preuve est qu'Angicourt n'a pu rester ce sanatorium théorico-germanique idéal, mais mal pratique pour nous, qu'il est en train de virer à ce qu'il doit être en réalité, l'« asile pour tuberculeux ».

Cependant, l'espèce d'incertitude et de désillusion, il faut bien le dire, qui règne en ce moment à son endroit, fait qu'il ne compte actuellement pour son très nombreux personnel que soixante malades, alors que les tuberculeux avancés, mais capables cependant de guérir (car, quoiqu'on en ait dit, on peut guérir de la phtisie à toutes les périodes), continuent à encombrer les hôpitaux parisiens et à s'y pourrir les poumons dans leur mauvais air.

LE SANATORIUM D'ANGICOURT.
ERREUR D'ASSISTANCE PUBLIQUE [1].

Je voudrais à mon tour faire quelques critiques relativement au sanatorium d'Angicourt.

Tout d'abord, la situation. J'ai lu dans le mémoire de M. Belouet que le choix de la propriété avait été indiqué par feu M. Ferry, membre du conseil de surveillance de l'Assistance publique, philanthrope distingué et homme excellent, — mais peu préparé, semble-t-il, en sa qualité d'ancien négociant en chaussures, — pour fixer l'hygiène et la climatologie d'un sanatorium.

Quoi qu'il en soit, le sanatorium est établi à 50 kilomètres environ N. E. de Paris, à cinq kilomètres d'une station de chemin de fer et d'un village, circonstance peut-être favorable pour l'isolement, — comme si les tuberculeux étaient des lépreux ! — mais

(1) Communication faite à la *Société de médecine publique*, séance du 12 juin 1901.

très onéreuse aussi pour la construction, l'approvisionnement et les dépenses : il faut en effet que l'établissement, livré à lui-même, produise son eau, sa force motrice, détruise ses déchets, ait son système d'épandage, etc. Voulez-vous un spécimen du résultat : cet hiver (il est vrai que le charbon était cher), l'éclairage électrique et le chauffage sont revenus à 3 francs environ par jour et par malade.

Le sanatorium est construit sur un plateau sans arbres, non abrité, où il vente en tourbillon à décorner les bœufs, tellement qu'il a fallu construire à main d'hommes, et chèrement, une grande levée de terre pour protéger un peu les bâtiments. Or, nous savons tous que le vent est l'ennemi du tuberculeux qui est généralement frileux et essoufflé.

Il y aurait aussi beaucoup à dire sur la lenteur de la construction, la cherté du prix de revient, 8,800 fr. par lit, contre laquelle on a beaucoup protesté de toutes parts, sur ce que l'établissement terminé comprendra des hommes et des femmes, alors que la spécialisation à l'un ou l'autre sexe est au contraire conseillée par la plupart des phthisiologues, etc..

Je passe cependant, car j'ai hâte d'arriver à l'objection maîtresse, à celle qui s'adresse au principe même de l'établissement, à l'idée même de sanatorium appliqué à l'assistance publique.

.·.

Je crois, en effet, que le sanatorium tel que nous le concevons actuellement, c'est-à-dire comme un établissement fait pour recevoir des tuberculeux valides à lésions fermées, a-t-on dit, n'est pas chose d'assistance publique.

Sans vouloir ici et d'aucune façon nier ou même discuter sa valeur thérapeutique, j'estime que le sanatorium doit être le fait de particuliers, ou d'œuvres privées, comme les compagnies d'assurance, les mutualités, les compagnies de chemin de fer, etc., qui agissent du reste comme il leur plaît. Quelques-unes ont déjà de ces *reposoirs hygiéniques,* des maisons de repos ou de convalescence ; d'autres préfèrent, au contraire, la retraite proportionnelle dès que la tuberculose est avérée, c'est leur affaire.

Mais il est constant que *l'assistance publique est due à défaut d'autre assistance, à ceux qui sont dans l'impossibilité physique de pourvoir aux nécessités de la vie.* D'autre part, vous voulez recueillir dans un sanatorium un tuberculeux encore valide et soutien de famille, comme il y en a beaucoup.

Mais le voudra-t-il ? Le pourra-t-il ? — à moins que paresseux et pilier de sanatorium après d'estaminet — si vous ne vous chargez de ceux qu'il va laisser dépourvus à la maison.

Or, à l'heure actuelle, vous savez bien que c'est impossible, car vous n'en avez pas les moyens financiers.

C'est pourquoi je suis autorisé à dire, en me plaçant au point de vue social de l'Assistance publique, supérieur, ne l'oublions pas, au côté médical, et plus compréhensif, que le sanatorium pour tuberculeux, tel qu'on le conçoit actuellement, n'est point affaire d'Assistance publique et que le sanatorium d'Angicourt avec ses 60 malades pour ses 164 lits, alors que les tuberculeux continuent à encombrer les hôpitaux de Paris, est une désillusion et une erreur.

Ce qu'il faut faire, ce sont, par analogie aux asiles d'aliénés, des asiles pour les malheureux tuberculeux que tout le monde repousse à l'heure présente, même les asiles de convalescence et qui n'entrent dans les services spéciaux parisiens comme à l'abattoir, que pour y mourir ; contagieux, certes, ils le sont, mais pas tellement — à ne pas trop regarder que la petite bête. — Le sanatorium d'Assistance publique limité aux tuberculeux fermés recruterait surtout, je le crains des paresseux ou des sans-famille.

Pour finir, je voudrais dire encore un mot sur le mode de construction des sanatoriums. Il faut bâtir simplement, confortablement et non comme pour l'éternité, car tout vieillit bien vite au train dont nous vivons maintenant, mais il faut bâtir, car les vieilles maisons sont ordinairement coûteuses à adapter, tout en restant mal commodes.

PROPOS D'HYGIÈNE HOSPITALIÈRE

J'ai lu dernièrement dans le « Bulletin de la Société médicale des hôpitaux », 12 juillet, p. 881 et suivantes, les rapports présentés par MM. Barth, Béclère, Chauffard et Le Gendre au nom de la commission permanente des réformes hospitalières de la Société médicale des hôpitaux. J'y ai pris doublement plaisir, car c'est là de la bonne besogne et les auteurs sont gens qu'on estime fort.

M. Barth étudie la situation et le fonctionnement du personnel secondaire. Il constate les services rendus et les progrès réalisés depuis 20 ans par les surveillantes qui ont besoin seulement d'améliorations de détail d'ailleurs, tandis que la situation des infirmiers, actuellement trop précaire, doit être modifiée foncièrement. Il préconise la classification des infirmiers en hommes de peine et infirmiers proprement dits, ceux-ci instruits et diplômés — spécialisés — avec service quotidien moins prolongé, costume plus pratique, logement convenable, etc. : il demande en un mot ce que nous avons toujours réclamé, à savoir : le relèvement et l'hygiénisation de cette profession d'infirmier, si utile, et cependant, ni considérée, ni ménagée, ni suffisamment payée.

M. Béclère traite l'isolement et la répartition des malades dans les hôpitaux : il pose en principe que le séjour du malade à l'hôpital ne doit pas être une cause de maladie nouvelle. On atteindra ce résultat par la spécialisation des services et l'isolement de certains malades. Il importe de commencer par diriger les tuberculeux à la campagne.

M. Chauffard aborde la réforme du régime alimentaire dans les hôpitaux. Il montre que le régime actuel et le cahier n'est ni simple, ni commode au sens diététique moderne. Selon lui, 7 degrés de régime seraient suffisants : il indique l'utilité qu'il y aurait à une certaine autonomie pour chaque hôpital, comme dans les corps de troupe au point de vue de l'amélioration de ce régime. A rapprocher de M. Barth, qui demandait la constitution d'un comité mixte de perfectionnement propre à chaque hôpital.

M. Chauffard insiste aussi sur l'intérêt à ce que les aliments soient distribués chauds :

je ferai remarquer la nécessité corollaire de *l'exactitude de la visite médicale* qui commande ou entrave la distribution.

Le rapport de M. Le Gendre sur le matériel des salles, le linge et les vêtements des malades, les bains, est surtout critique, mais combien justifié.

En somme, ces quatre rapports méritent de fixer l'attention : car, outre le grand bon vouloir dont ils témoignent, ils constituent à mon sens une des premières manifestations de la nouvelle médecine hygiénico-diététique, celle des sanatoriums, appliquée aux hôpitaux : et je crois que cette nouvelle manière est appelée à dominer bien vite l'ancienne et souvent dangereuse poly-pharmaco-manie.

A rendre ainsi son action plus pratique, plus vulgarisée, plus pénétrante, la popularité du médecin ne peut en outre que reverdir. Il semble qu'il en est temps.

HYGIÈNE

L'HYGIÈNE A LA COMMISSION DES THÉATRES

J'ai appris qu'une délégation des médecins de théâtre s'était présentée à la préfecture de police, relativement à la dernière ordonnance des théâtres. Elle a demandé, au nom de la dite société, qu'un médecin, son délégué, fasse partie de la commission des théâtres, et a exposé différents desiderata de pratique.

Cette délégation a été reçue, m'a-t-on dit, par un distingué fonctionnaire, qui, très poliment, et, selon la formule, a pris bonne note des observations présentées et a engagé à les résumer sous forme d'un rapport.

Il aurait, en outre, argué de la difficulté à faire figurer un médecin dans ladite commission, à cause de l'absence de précédent, et surtout en raison du jeton de présence corollaire, non prévu au budget : laissant entrevoir toutefois la possibilité de faire pénétrer l'hygiène et par conséquent le médecin dans le règlement des théâtres, où leur présence, à tous deux, semblerait utile. Finalement, il aurait promis d'en référer au préfet.

.·.

Il n'y a pas de précédent ! Eh bien ! qu'on le crée.

Je suis contribuable et même, contribuable peu satisfait, je le déclare, à voir la gabegie générale où nous pataugeons et ma note de contribution qui s'enfle d'année en année. Je dresse donc l'oreille, en hochant sympathiquement la tête, chaque fois que j'entends parler d'économie ou de défense du budget, bien que l'expérience prouve que ces choses-là n'arrivent guère.

Mais ici, ce n'est véritablement pas le lieu.

Comment ! A la préfecture de police, dont le budget indiscuté (1) chaque année entretient déjà tant de fonctionnaires, on s'arrêterait à un jeton de présence !

Ce jeton est donc bien élevé ? les commissions siègent donc bien souvent ?

____

(1) Ce budget est de plus de 30 millions par année.

Leurs manifestations sont rares cependant.

Quant à l'hygiène, elle devrait être, à mon sens, le « *primum morens* » de la société moderne, à la ville comme au théâtre.

Un exemple : Il n'y a pas bien longtemps, dans un théâtre subventionné, un employé de la scène eut la variole. Le médecin du théâtre fit alors désinfecter, laver les couloirs, la scène et les décors à l'eau sublimée (ce qui n'arrive pas souvent, même à l'eau simple, dans la plupart des théâtres, à en juger par toutes les poussières qu'on y respire), et,.. il n'y eut pas de cas de contagion au théâtre.

Il est probable que si des précautions hygiéniques analogues eussent été prises au cours des dernières épidémies d'influenza, le public n'aurait pas eu à s'en plaindre.

Ainsi donc : comme hygiénistes et comme médecins, nous devons être représentés à la commission des théâtres.

L'HYGIÈNE A LA COMMISSION DES THÉATRES (*Suite.*)

J'ai déjà dit comment, à la suite de l'ordonnance sur les théâtres rendue par le préfet de police, la Société des médecins de théâtre avait délégué deux de ses membres à la Préfecture pour y présenter quelques observations relatives à l'organisation et au fonctionnement du service médical dans les théâtres et concerts, et notamment pour y faire observer que ni l'hygiène, ni la médecine, ne se trouvaient nominalement représentées à la commission supérieure ou à la commission technique.

En conséquence, la Société demandait qu'un médecin fût désigné pour faire partie des susdites commissions, de préférence un médecin de théâtre et si possible membre de la Société.

Les deux délégués furent reçus par le secrétaire général qui, après les avoir attentivement écoutés, leur demanda un rapport pour être transmis au préfet.

Ce rapport d'ampliation fut déposé et dernièrement une seconde visite a été faite au secrétaire général par un des délégués pour connaître la réponse.

La voici : Le préfet de police ne jugerait pas utile que les médecins et l'hygiène fussent nominalement représentés aux commissions des théâtres de la préfecture de police.

Un médecin de la « maison », le Dr Bordas, ferait d'ailleurs déjà partie d'une de ces commissions, sa présence y semblerait suffisante.

Cette réponse, si elle a été exactement rapportée, n'est pas sans étonner de la part du préfet de police, qui est aussi, nul n'en ignore, président du conseil d'hygiène et de salubrité de la Seine, et à qui incombe — à tort — non seulement la police, mais aussi la salubrité parisienne.

Quant au Dr Bordas, que je n'ai pas l'honneur de connaître personnellement, et qui passe d'ailleurs pour un très sympathique confrère, je l'engage à faire partie de la Société des médecins de théâtre ; il s'y trouvera en bonne compagnie et pourra s'y documenter.

La Société a, du reste, rempli sa tâche

comme elle le devait : elle a signalé le danger
à l'administration compétente. Quant à la
préfecture de police, une fois de plus, elle
s'est montrée impuissante en matière d'hygiène. Il est vrai que ce n'est pas sa spécialité, et que ce ne devrait pas être son affaire.

L'HYGIÈNE ET LA RECONSTRUCTION DU THÉATRE-FRANÇAIS.

Y aurait-il vraiment quelque chose de changé ?

Le 24 décembre dernier, dans un meeting de clôture du Congrès des marchands de vin, sous la présidence du sympathique M. Marguery — où tous les sénateurs et députés avaient été conviés — on vit seulement trois députés, MM. Georges Berry, Laloge, et Muzet.

Les ligueurs contre l'alcoolisme deviennent donc bien forts.

Maintenant, voici un député, le D' Lachaud, membre de la commission d'hygiène au Parlement, qui y parle hygiène et médecine à propos de la reconstruction du Théâtre-Français et en fort bons termes, ma foi.

On sait l'incendie de ce théâtre national et son immense retentissement dans notre ville d'artistes, disent nos amis, de cabotins répondent d'autres ; on sait la lenteur et le désarroi des secours, l'enterrement d'une jeune actrice brûlée, au cercueil suivi par un représentant du président de la République, mais saluée plutôt fraîchement à son passage sur la place Clichy, quoique « blanche, selon le discours officiel, comme l'hostie que tout à l'heure le prêtre levait devant elle ».

Pour la reconstruction, un entrepreneur proposait de l'exécuter au prix coûtant et en deux mois ; mais, suivant notre habitude mandarinesque et formalistique, c'est l'Etat qui accommodera lui-même les restes avec un concours sans doute, et selon la formule officielle du grand Art, comme on dit à Montmartre.

On a voté plus de deux millions et 200,000 fr. pour ignifuger le matériel. Il est évident que nous paierons beaucoup plus cher ; mais après quelques années, à en juger par l'Ecole ou l'Académie de médecine, nous aurons la satisfaction de voir surgir quelque nouvel Opéra-Comique à scène ridiculement petite, à orchestre manqué, à loges de côté impossibles pour la vue du spectacle et à escaliers propices aux entorses. L'architecte, produit composite de Rome et de Toulouse et fortement protégé, sera louangé, décoré, etc.; au surplus, n'insistons pas ; le gaspillage du budget, le favoritisme et l'irresponsabilité sont maintenant dans l'ordre.

*
**

Ce qui l'est moins, c'est le discours du Dr Lachaud.

Ce député, en effet, entre autres observations utiles, a fait remarquer au ministre la nécessité de reconstruire hygiéniquement le théâtre, d'y ménager une aération suffisante, d'y supprimer les étoffes, tentures ou tapis pour les remplacer par un matériel moins comice agricole et plus hygiénique permettant le lavage ou le balayage autrement qu'à sec. Il voulait aussi des crachoirs.

Il aurait pu ajouter que Sarah Bernhardt, dans son si coquet théâtre, a déjà réalisé ce programme en partie.

Le ministre, M. Leygues, président des Cadets de Gascogne et parlant à leur façon, a promis d'aviser, en gasconnant, sur le théâtre sanatorium — toujours plus agréable, à mon sens, que le théâtre bacillicole, sale quoique doré, pulvitorium et spumatorium, tel qu'il fonctionne actuellement.

Un farceur a ajouté que là où il y avait trop d'hygiène, il n'y avait pas de plaisir ; et les députés de rire, ce qui évite parfois de comprendre.

Il n'en est pas moins vrai que les théâtres, comme les grands magasins et les bureaux, de par leur mauvaise hygiène, sont pour leurs clients, et surtout les employés, des foyers de contagion, grippe et tuberculose en particulier, qu'ils devraient être construits et surveillés à ce point de vue. La Commission des théâtres devrait spécialement y veiller ; je l'ai déjà écrit ici même.

Le Dᴿ Lachaud a bien fait de le dire à la Chambre à qui il avait déjà du reste demandé la modernisation de l'instrumentation chirurgicale médico-militaire et l'utilisation des étudiants en médecine selon leurs études, toutes choses logiques.

Encore une fois, il a parlé raison, et je l'approuve complètement.

LA DÉCLARATION DES MALADIES CONTAGIEUSES AU CONGRÈS INTERNATIONAL D'HYGIÈNE.

Il serait à désirer qu'un plus grand nombre de médecins *praticiens* prissent part aux Congrès, conseils, comités, commissions et Sociétés d'hygiène.

L'hygiène, en effet, gouverne et gouvernera de plus en plus — la dépopulation nous l'imposant comme raison d'État — mais il la faut possible, pratique et non pas seulement spéculative et scientifique.

Pour répandre ses notions dans l'esprit public, pour en adapter les prescriptions et édits à la vie de tous les jours, le médecin praticien a qualité particulière, meilleure que les administratifs théoriciens dont le bon sens est parfois obscurci par la routine ou le système, et qui voient de trop haut et de trop loin.

* *

Ainsi, pour Paris, à côté des rapports et délibérations savantes du Conseil d'hygiène dont, par parenthèse, les consultations même ordonnancées ne sont pas toujours exécutées (témoin l'ordonnance relative aux fumées), *la commission des logements insalubres* qui a visité plus de 5.000 logements l'an dernier, — *les commissions d'hygiène des arrondissements* (où siègent, en dehors des membres extra-médicaux, presque exclusivement des médecins praticiens) font un courant de besogne moins scientifique, peut-être, mais pour le moins tout aussi utile.

En outre, au point de vue de l'exercice professionnel, l'adjonction de médecins praticiens aurait l'avantage de faire écarter parmi les mesures prises toute disposition capable de gêner l'exercice professionnel et de diminuer le rôle familial, quasi-confessionnaire du médecin, pour en faire le satellite malencontreux, gêneur, d'une administration mal aimée, tout à fait accessoirement, par conséquent mal hygiéniste.

Il importe aussi de ne jamais oublier qu'en France, pays de bon sens, mais de fronde, la sévérité sans la raison n'est que incitation et prime à la révolte et à la fraude.

* *

Ces réflexions me venaient au dernier

Congrès international d'hygiène au cours de la discussion sur la déclaration des maladies contagieuses.

Le principe est maintenant acquis ; et, bien que la déclaration soit omise à Paris, volontairement ou non, dans les deux tiers des cas environ, elle a du moins, par la désinfection corollaire, l'avantage de donner aux familles une *représentation* d'antisepsie.

Le Congrès d'hygiène a reconnu cependant que la déclaration actuelle devait être modifiée et complétée, faite à la fois par le médecin et le chef de famille ou logeur, étendu à la rougeole notamment, et à la tuberculose ouverte (ceci me paraît difficile pour la tuberculose et pour l'ouverture).

Outre cette déclaration en partie double, on y a demandé, entre autres choses, l'amélioration des procédés de la désinfection, la distribution connexe de notices imprimées relatives aux soins d'hygiène et d'antisepsie à prendre vis-à-vis de la maladie déclarée.

En Hollande, pays d'admirable propreté, une pancarte révélatrice est placée à la porte de toute maison contaminée : la précaution paraît bonne, mais peu applicable dans nos casernes parisiennes.

LA LOI SANITAIRE AU SÉNAT.

Actuellement, il se discute au Sénat une loi des plus intéressantes pour le médecin, c'est la loi sanitaire.

Le principe de la déclaration des maladies épidémiques et contagieuses suivant une liste dressée par l'Académie de médecine et le Conseil d'hygiène — déclaration qui devra être faite soit par le médecin, soit par le logeur, sous peine d'amende et même de prison — la désinfection obligatoire, sous juste indemnité, avec bureau municipal d'hygiène pour les villes de plus de 20.000 habitants, départemental au-dessous, y figurent expressément, ainsi que la vaccination et la revaccination obligatoires.

Comme mesure administrative, je signalerai la réglementation et la surveillance hygiénique de la propriété bâtie, l'établissement d'un règlement sanitaire par simple arrêté municipal pris par le maire après avis du Conseil municipal — et enfin, dans les grandes et graves épidémies, un décret du Président de la République déterminant, après avis du Conseil d'hygiène, les mesures de prophylaxie propres à empêcher la propagation.

C'est parfait ; il est cependant des points sur lesquels il faudrait s'entendre.

La déclaration et la désinfection corollaire pour les maladies épidémiques et aiguës soit, je veux bien ; mais la déclaration devrait être faite, comme pour un enfant, par le chef de famille ou logeur, à défaut seulement par le médecin — ceci pour ménager le caractère confessionnel et familial du médecin.

Quant à la déclaration obligatoire de la tuberculose ouverte, qui est inscrite dans la loi et qui a été votée par l'Académie de médecine et le Congrès international d'hygiène, hygiénistes et praticiens sur le velours, je ne suis pas convaincu.

La tuberculose, en effet, est souvent des plus difficiles à dépister au début ; diagnostiquée, ouverte même, c'est-à-dire, dès lors que les sanatoria se piquent de lui être déjà fermés, elle peut durer et dure souvent encore longtemps, d'où la difficulté *pour désinfecter assez tôt et assez souvent*, c'est-à-dire, pour parler net, l'insuffisance réelle de la désinfection au cours de la tuberculose.

La déclaration obligatoire de la tuberculose, si elle était admise, pour être efficace, devrait s'accompagner au moins de la distribution d'un bréviaire d'hygiène et de prophylaxie y relatif.

Ajoutons que le tuberculeux n'est point un pestiféré, qu'il a souvent une famille, laquelle subsiste parfois de son travail durant même qu'il est malade.

Le non-encombrement et le peuplement raisonnable, la propreté et l'aération des habitations, le nettoyage obligatoire et contrôlé des locaux, si possible, leur remise à neuf avant chaque nouveau locataire, la réglementation et la surveillance des logements insalubres avec indemnités et logements temporaires pour les désinfectés nécessiteux ; la guerre à l'alcoolisme, la ruralisation, valent mieux contre la tuberculose que crachoirs, étuves et vaporisations de sublimé.

Guérir la tuberculose est œuvre sociale bien plus encore que médicale.

P. S. — Le Professeur Brouardel vient d'être nommé grand officier de la Légion d'honneur : — cela fait *un* médecin grand officier ; il n'y en avait pas.

LA MÉDECINE SOCIALE.

La Société de médecine publique et d'hygiène professionnelle a nommément vécu. Pour fusionner avec la Société des ingénieurs sanitaires, elle a voté devenir Société d'hygiène publique et de génie sanitaire (1).

Nominalement, elle supprime donc de son titre la médecine et acquiert du « génie » sanitaire, malgré M. Trélat qui, en paroles émues rappelait les travaux et les travailleurs de la Société de médecine publique, demandant qu'en leur mémoire, au moins, on gardât le nom qu'ils avaient illustré.

En réalité, la médecine, dont l'hygiène, même publique, n'est qu'une branche, devra conserver, quoi qu'on vote, l'influence directrice si on veut éviter que la nouvelle société

(1) Suivant une délibération ultérieure, la dénomination définitivement admise a été : « Société de Médecine publique et de génie sanitaire et les anciens statuts demeurèrent non modifiés, parce que la majorité des deux tiers nécessaire pour cette modification fut démontrée n'avoir pas été atteinte.

ne verse dans la réclame, les cuvettes et les tuyaux.

**

Les votants étaient peu nombreux, à peine une quarantaine. Ils ont modifié aussi quelques articles des statuts, spécialement le premier.

Autrefois, celui-ci était ainsi conçu :

« Article Premier. — La Société de Médecine publique et d'Hygiène professionnelle est instituée pour l'étude approfondie et la solution de toutes les questions d'hygiène et de salubrité, de médecine et de climatologie, d'hydrologie, de statistique médicale et particulièrement d'hygiène des professions, en un mot de toutes les questions afférentes à la médecine sociale. »

Il a été modifié de la façon suivante :

« Article Premier. — La Société d'Hygiène publique et de Génie sanitaire est instituée pour l'étude approfondie et la solution de toutes les questions d'hygiène et de salubrité.

Cette modification n'a point eu lieu sans discussion et sans une vive opposition de quelques médecins qui assistaient à la séance.

Pour ma part, j'avais proposé l'adjonction des mots « *et de médecine sociale* ».

Cette adjonction admise d'abord, même par M. Blechmann, l'ingénieur hydrologue bien connu, a été combattue victorieusement par le Dr Vallin, médecin militaire retraité, secrétaire annuel de l'Académie de médecine, directeur de la *Revue d'hygiène et de police sanitaire*, membre du Conseil d'hygiène, etc. — lequel a prétendu ne pas comprendre ce vocable.

Une pareille opinion venant d'un hygiéniste officiel, des plus commissionnés, mérite qu'on s'y arrête, car nous savons tous généralement ce qu'est cette médecine sociale dont l'hygiène publique n'est, je le répète, qu'un chapitre, car l'hygiène n'est que la médecine préventive.

Jadis, au temps où la défunte société inscrivait la médecine partout, dans son titre et dans son programme, quand ses membres étaient assidus et non encore nantis, M. Laussedat avait voulu même, ainsi que l'a rappelé le secrétaire général, que la Société s'intitulât Société de médecine sociale, etc.

Ce que nous avons appris de la contagion, au moral comme au physique, depuis 25 ans, n'a fait que confirmer cette manière de voir des premiers fondateurs. L'alcoolisme, la tuberculose, les maladies vénériennes, les affections contagieuses, c'est-à-dire presque toutes les maladies, réclament pour leur traitement le concours de toutes les forces sociales ; d'où la médecine sociale.

Je ne sais ce qui, dans ces deux mots, effraye l'hygiéniste distingué qu'est M. Vallin. Est-ce le mot de médecine et s'oublie-t-il lui-même au point de tenir absolument à enlever à la Société tout caractère médical ?

Est-ce l'adjectif social ? Entendrait-il socialiste ? Au surplus cette dernière épithète est devenue ministérielle! Social est seulement scientifique : il y a les sciences sociales.

Mais, dira-on, la chose a peu d'importance. Détrompez-vous ; dans notre pays, c'est souvent l'étiquette qui fait la liqueur, j'en appelle aux pharmaciens. Une société se juge par son titre et ses statuts.

Le changement qui vient d'être voté révèle un esprit nouveau : je souhaite qu'il ne soit pas rétrograde, et qu'il vaille l'ancien.

En attendant, je continue à aimer les mots

de médecine publique, d'hygiène professionnelle et de médecine sociale, ce dernier plus
particulièrement, parce qu'il est plus compréhensif, et je regrette que le D' Vallin et la
nouvelle Société en méconnaissent le sens et
le caractère.

P-S. — A quelques jours de distance, viennent de disparaître deux hommes, MM. Bergeron et Potain que, dernièrement, ici-même,
je signalais comme représentant au mieux
l'honneur et l'exemple à suivre dans notre profession.

Hautement mais justement titrés, ils rem-
plissaient les fonctions dont ils s'étaient chargés : ils faisaient simplement et grandement
leur devoir. Leurs pareils sont rares ; ils le
deviennent de plus en plus à notre époque de
« bluff et battage » assoiffée de jouissance et
d'or, éhontée de gasconneries, de cabotinage
et de réclame.

D'autant mieux je tiens à saluer leur mémoire avec l'hommage de mon plus profond
respect.

L'EAU A PARIS

En attendant qu'on aborde la question de l'air à Paris, tous les hygiénistes s'y préoccupent à bon droit de celle de l'eau, car le surpeuplement, le manque ou l'impureté de l'eau, ont toujours compté parmi les causes principales des épidémies.

J'ai donc jeté un froid à la Société de médecine publique quand, il y a quelques mois déjà, au cours de la discussion qui suivit l'originale communication du Dr Prompt sur l'amenée des eaux du lac d'Issarlès, parlant en indépendant, j'ai dit la « *faillite des sources* ».

Je faisais ainsi allusion à la mémorable disette d'eau de source durant l'été dernier, aussi bien qu'au crédit exagéré, à mon sens, qu'on accordait à cette eau contre les maladies, la fièvre typhoïde en particulier.

Tout le monde convient maintenant de la nécessité d'avoir plus d'eau, en raison de la population et de la consommation individuelle toujours croissantes.

D'autre part, le Dr Regnier a montré la fièvre typhoïde plus fréquente dans certains quartiers par l'eau de source, que par l'eau de rivière filtrée. On a aussi reconnu l'efficacité filtrante mécanique et bactériologique des bassins de sable et les excellents résultats fournis en Allemagne notamment et en Angleterre par leur emploi.

.·.

De tout cela, il résulte que, dans l'eau comme pour le reste, tous les systèmes ont du bon, mais qu' « outrance ne vaut ».

Chacun est aujourd'hui d'accord pour demander :

l'interdiction de polluer les rivières et les sources.

l'amenée du plus possible d'eau, et de bonne eau ;

pour reconnaître la difficulté d'empêcher la contamination des longues canalisations d'eau — comme des biberons à long tube — et l'utilité d'un bon filtre domiciliaire.

Les contagionnistes hydriques exclusifs ont certainement tort. Hormis la préparation indispensable du sujet-terrain par le surmenage et la misère physiologique (la preuve en est dans les épidémies typhoïdes militaires fréquentes surtout après les grandes manœuvres ou à l'arrivée des recrues), tout tiers objet, vivant ou inanimé, est capable de véhiculer, d'inoculer, la semence contagieuse... contre qui la mesure dans la vie et la propreté générale, réalisée surtout par l'eau, sont les vraies défenses.

L'eau qui lave tout et où tout vient découler a, si j'ose ainsi dire, le pompon pour certaines maladies, des voies digestives en particulier, mais non pas le monopole.

L'AIR A PARIS

Voici venir la chaleur et l'exode des Parisiens — de ceux qui le peuvent, du moins — pour aller respirer l'air de la campagne, pour prendre l'air, selon l'expression populaire, car, pendant les chaleurs, Paris est, en réalité, intolérable, et ce n'est plus de l'air qu'on y respire.

Hors la ville, la chaleur est toujours supportable. Le soleil peut y être cuisant, mais il y a de l'air, de la brise ; et, en réalité, même aux colonies, les gens vous diront qu'ils y souffraient moins de la chaleur qu'à Paris, à cause de leurs vêtements mieux adaptés au climat, à cause de la place, à cause de l'air, et aussi, il faut bien le dire, à cause du doux « farniente » qui constitue l'essentiel de la vie de tout colon qui se conserve et se respecte.

A Paris, au contraire, pendant la canicule, lorsque les maisons sont échauffées à l'instar de briques dans un four, ligottés dans des vêtements de couleur sombre, pour la bonne tenue, accumulant ainsi la chaleur, nous respirons — sans parler des mauvaises odeurs venant de la zone péri-urbaine, de malsaines usines et de la Seine polluée et empuantie — nous respirons, dis-je (sans parler aussi des fumées, un peu moins abondantes que l'hiver, il faut le reconnaître) des poussières de tout ordre et de toute nature sur lesquelles je voudrais un moment arrêter l'attention.

*
* *

Ces poussières sont particulièrement nuisibles, et sans avoir besoin d'expérimenter sur des lapins ou des cobayes pour démontrer que leur absorption est désastreuse en occasionnant la phtisie, tous les amateurs de bicyclettes et d'automobiles ont appris à les redouter. Ils connaissent bien la bronchite dite de poussière, qui survient après une de ces longues promenades d'où l'on rentre couvert de poussière.

Sur la route, la poussière, c'est surtout de la silice, c'est-à-dire du sable et du caillou ; le reste est vite mangé par le soleil, balayé par le vent ou lavé par la pluie.

Il n'en est pas de même à Paris. Là, sur le pavé en bois en particulier, point ou presque point de sable absorbant, de silice, mais au contraire un mélange composé de crottins de cheval, d'excréments de chiens, de crachats variés, de résidus ménagers et de boue cosmopolite desséchée, dont l'amalgame forme, le matin, au premier balayage à sec, une nuée opaque au-dessus de la chaussée parisienne.

A ce propos, je tiens à signaler ce premier balayage à sec du matin comme très dangereux pour les gens qui sont obligés de circuler à cette heure, gens qui sont nombreux dans les quartiers du centre, où la vie est souvent noctambule. Je ne parle pas des fêtards, mais des travailleurs véritables, qui rentrent chez eux à l'heure où le bourgeois vertueux — celui qui aime à voir lever l'aurore — effeuille les derniers pavots de son sommeil matutinal.

.•.

On nous entretient en ce moment de toutes sortes de mesures difficiles, compliquées et coûteuses, mais utiles, il faut le reconnaître, contre le développement de cette terrible maladie qu'est la phtisie pulmonaire et qui fauche tous les ans plus de 12,000 Parisiens.

Le microbe de Koch, dont on a tant parlé à titre de curiosité de laboratoire, n'est, en somme, il faut qu'on le sache bien, que le côté accessoire quoique nécessaire. C'est bien la graine indispensable afin que germe la moisissure, mais cette graine est tellement délicate qu'il lui faut un terrain exquisement et très soigneusement préparé, où la résistance vitale soit devenue pour ainsi dire absente, pour que le bacille puisse prospérer. Heureusement, car comme il y a maintenant avec la multitude des fumeurs et des cracheurs, de la poussière de microbes partout, s'il n'en était pas ainsi, nous serions tous, surtout nous, médecins, depuis longtemps tuberculeux.

Cette préparation du terrain respiratoire, c'est-à-dire cet affaiblissement de l'appareil respiratoire, c'est l'air confiné, l'air empoisonné, le logement insalubre, l'inoculation, ce sont les poussières de l'atmosphère qui la déterminent.

J'aurai occasion de revenir sur les poussières parisiennes et leur influence pathogénique. Pour aujourd'hui, je veux terminer en faisant remarquer l'influence du service de la voirie parisienne sur la santé publique, en notant que les ingénieurs qui n'arrosent pas suffisamment (ils ont toute la Seine pour cela) sont aussi, sinon plus, dangereux pour leurs concitoyens que ceux qui ne nous donnent pas assez d'eau potable.

LES FUMÉES

L'air est le premier des aliments et des médicaments. Nous devrions donc exiger des pouvoirs publics, logiquement — s'il était habituel de parler raison en politique — qu'ils sauvegardent celui que nous respirons dans les villes au lieu de le laisser polluer et empoisonner de toutes façons, ainsi qu'il est courant.

Des mesures de protection sont prises déjà pour les sources et les cours d'eau : elles vont être précisées selon la nouvelle loi sanitaire : il est à souhaiter que des précautions analogues soient prises et appliquées pour l'air des villes. Ce serait pour le moins aussi nécessaire.

La viciation de l'atmosphère est, en effet, la grande cause des maladies respiratoires, et on sait leur fréquence.

Les causes sont multiples ; les poussières de la rue et des maisons, poussières fertiles en moisissures et germes de toutes natures y participent notablement. J'ai montré combien, à ce point de vue, l'arrosage des chaussées était important et hygiénique.

Il est à présumer que cette considération devra aussi dorénavant servir d'indication pour le pavage des chaussées dans les villes. C'est ainsi que le pavé de bois, qui a, d'autre part, ses avantages, devra certainement être modifié et amélioré à cause des inconvénients qu'il présente selon cet ordre d'idées. Accessoirement, je signalerai que les procédés de fixation ou d'agglutination des poussières avec les huiles lourdes de pétrole paraissent jusqu'à présent avoir donné peu de résultats.

.'.

Mais la poussière, dans la ville, ne vient pas seulement de la chaussée, sinon ceux qui habitent les étages supérieurs, les célestins (surtout depuis les ascenseurs) seraient vraiment trop favorisés.

Sans parler, en effet, de ce qui est libéralement supra-secoué, le matin, des tapis et literies par les fenêtres, les fumées font un nuage de poussière noire qui envahit tout, dans certains quartiers, chez les habitants de cinquième étage.

Ces fumées méritent qu'on s'en occupe, car

non seulement elles noircissent les maisons et les objets qui y sont contenus, mais, constituées par de la suie et par des noirets, c'est-à-dire de petits cristaux charbonneux incomplètement brûlés, à pointes vives et à arêtes tranchantes, très offensantes pour l'appareil respiratoire, elles sont une cause d'irritation bronchique et de préparation excellente pour les affections broncho-pulmonaires chroniques. La subtile poussière qui constitue la fumée de charbon, entraînée par un courant d'air (chacun sait qu'il n'en manque pas dans les rues trop étroites de nos villes percées entre des maisons trop hautes et où nous circulons comme dans des galeries de mines), les innombrables charboncules, dis-je, se viennent ficher dans la muqueuse respiratoire, suivant un mécanisme comparable à ce qui se passe lorsque, durant un parcours en chemin de fer, on reçoit dans l'œil, et en cours de route, un petit charbon.

Avec cette différence, cependant, qu'à la ville les poussières charbonneuses sont plus ténues, séparément invisibles, mais innombrables et servent de lancettes porte-vaccin à toute une série de germes pathogènes, de moisissures qui, sans l'aide de cette effraction, resteraient étrangères et anodines pour l'organisme. Elles seraient en effet écartées par la vigilante barrière vivante que forment les vivaces et humides cellules épithéliales, sorte de garde du corps attentive, dont la surveillance et l'intégrité sont nécessaires à la défense de l'organisme contre les agents extérieurs de désintégration et d'offense.

**

La suie et les noirets ne constituent pas le seul danger de la fumée. Celle-ci, en effet, entraîne avec elle, dans l'air, et pendant un temps relativement très court, toute une série de gaz et de produits toxiques plus ou moins dangereux, caustiques, toxiques ou anémiants qui ont pour caractère commun d'être plus lourds que l'air. Il en résulte qu'ils sont déversés immédiatement, s'il n'y a pas d'agitation de l'air, c'est-à-dire de vent ou de pluie, dans le périmètre circonvoisin de la cheminée, dans les rues et dans les cours et courettes des maisons, où ils stagnent à la manière de véritables « marais atmosphériques » délétères, sources funestes de l'anémie des villes.

De par la respiration de cet air malsain,

le sang contracte, du fait des produits oxycarbonés en particulier, un véritable empoisonnement, d'où une anémie tenace, caractérisée par le teint pâle et blafard, quasi-
lunaire, la diminution de résistance organi-
que, et par conséquent encore une condition
des plus favorables pour l'éclosion des maladies.

Tous ces phénomènes sont, naturellement,
à leur maximum dans les parties centrales
déclives et basses des villes ; c'est ainsi qu'à
Paris, la région du faubourg Montmartre est
particulièrement défavorisée par le fait de sa
situation basse d'une part, et d'autre part à
cause des usines d'imprimerie ou d'électricité
qu'on a laissées s'y établir et qui fument souvent nuit et jour.

.·.

Il y aurait encore bien à dire sur les fumées, dont le coefficient de densité, dans une
ville, est proportionnel, ainsi qu'on le sait,
à celui de la morbidité et mortalité par phtisie
pulmonaire dans cet endroit. Au reste, l'opinion publique commence à s'en préoccuper.
Au dernier congrès international d'hygiène
de 1900, j'ai eu l'honneur, après rapport du

professeur A. Gautier de faire admettre un vœu concluant à une réglementation sévère de la fumivorité industrielle dans les villes.

Plus récemment au conseil d'hygiène de la Seine, à la suite de la discussion du rapport de M. Armand Gautier sur les fumées de Paris et d'un vote du conseil municipal, M. le préfet de la Seine, par un arrêté du 12 février dernier, vient d'ouvrir un concours d'appareils fumivores. A cet effet, il a constitué une commission de dix membres, comprenant cinq membres du conseil municipal: MM. Ballière, Baranton, J. Caron, Chérol, Dubuc, et en outre MM. Brüll, A. Gautier, Hirsch, Liébaut et Walckenaer. Assisteront aux séances avec voix consultatives : MM. de Pontich, Bechmann, Launay, Lauriol et Paul Adam. La présidence est confiée à M. Hirsch, inspecteur général honoraire des ponts et chaussées, professeur au Conservatoire des Arts et Métiers.

La commission examinera les différents systèmes présentés et fera choix de ceux qui lui paraîtront mériter d'être expérimentés. Elle contrôlera les expériences auxquelles ces appareils seront soumis et formulera à leur sujet des conclusions définitives.

Ceci m'amène à faire observer que, dans la commission ci-dessus, il me paraît, au point de vue pratique, manquer l'essentiel, le spécialiste en fumée, le fumiste — j'entends le vrai — pour les autres, il n'en manque nulle part.

M'est avis qu'avec tous les hommes politiques, les ingénieurs, les chimistes, les administratifs, etc., dont se pare la commission, et avant eux, peut-être, pour faire de la bonne grosse besogne, et de la pratique, il faudrait des praticiens, un fumiste, un chauffeur, un photographe pour photographier les fumées (ce qui n'est pas commode), et aussi un constructeur de grandes cheminées.

Il faut des hommes de métier et de pratique autant et plus que des hommes de plume et d'imagination.

POLICE ET NOURRISSONS

La police vient d'avoir sa grande série d'arrestations arbitraires. En huit jours seulement, à la fin d'août 1901, et sans compter les nombreuses qui restent non publiées, les journaux en ont signalé trois (1), — dont une bourgeoise mariée, — par les agents dits des mœurs, à La Chaussée-d'Antin, où cela paraît être, depuis quelques années, la révoltante spécialité.

Auparavant, cette administration universelle avait été, durant les vacances, plutôt joviale, et s'était occupée d'hygiène.

En général, elle n'y excelle point. Ainsi, elle réussit peu à empêcher seulement la secouée et l'épandage matutinal des poussières ménagères par les fenêtres et balcons sur les passants de la rue; — ce qui, par parenthèse, serait plus facile à obtenir par un simple règlement d'ordre intérieur affiché dans chaque maison que par la surveillance du gardien de la paix.

(1) Espérons qu'il se trouvera enfin des associations ou des ligues pour protester contre de pareils agissements.

.·.

La Police a affiché quelques judicieux conseils au sujet de la diarrhée infantile durant les chaleurs.

Elle a engagé, également par affiche, les Parisiens à ne pas cracher par terre : ceci est affaire d'éducation surtout, et paraît, au surplus, difficile pour des hommes dont la majorité fume et qui tous n'ont pas de mouchoir. Cracher dans le ruisseau serait suffisant : laver les trottoirs serait mieux.

Que ne proscrit-elle aussi les robes balayeuses, les chiens et leurs déjections.

Enfin une circulaire, appuyée sur l'article 8 de la loi Roussel, vient de rappeler dans les bureaux de nourrices l'interdiction aux mères de se placer nourrices avant que leur propre enfant ait 7 mois résolus, à moins que le susdit ne soit lui-même assuré d'une nourrice au sein jusqu'à cet âge.

.·.

La dite circulaire dérive évidemment des « Remplaçantes ». Comme cette habile pièce de théâtre, elle procède d'un bon sentiment, mais elle semble impraticable.

Son résultat jusqu'à présent a été la hausse des prix des quelques rares nourrices qu'on trouve à Paris dans cette saison de vacances ; pour juger, attendons la rentrée (1).

En réalité, quoi qu'on ait joué ou écrit pour la galerie, il est constant qu'avec notre genre de vie, actuellement, à Paris, la nourrice est souvent nécessaire.

Un lait de 7 mois pour un nouveau-né est trop vieux, — et une nourrice de 7 mois ne pourra généralement pas continuer jusqu'au bout les 12 ou 14 mois de sa nourriture gagée.

Très souvent, d'ailleurs, surtout à la campagne, avec de la propreté, un bon air et du lait non fraudé, le sevrage peut être fait avant 7 mois, à quatre mois accomplis, par exemple, ainsi qu'il est courant en Angleterre, où il n'y a presque pas de nourrices, mais où il existe généralement, il faut le reconnaître, plus de propreté et de confortable qu'ici.

Autre chose. Il n'est pas que des nourrices en puissance de maris ou amants, véritables souteneurs de village vivant d'elles comme alphonses de leurs marmites.

(1) Depuis on fait aussi venir plus facilement les nourrices de l'étranger, particulièrement d'Italie,

Il en est, c'est même la majorité, de très intéressantes et quasi-soutiens de famille.

Vous voulez imposer à une fille ou à une nourrice de cette catégorie les frais d'une sous-nourriture au sein — souvent superflue ou illusoire — jusqu'à 7 mois pour son enfant, qu'elle laissait d'ordinaire en élevage à sa mère ou dans sa famille. Est-ce possible, avec ses gages, défalcation faite des frais du bureau ?

Il y aurait encore bien d'autres considérations à faire valoir : obliger, par exemple, la famille du nourrisson à s'intéresser à l'enfant de la nourrice — le contraire de ce qui se passe actuellement — en interdisant la nourriture à toute femme dont l'enfant est mort.

Mais, soyez tranquilles, il est clair que la circulaire ne portera pas.

Si on tient à changer quelque chose, qu'on abaisse à trois ou quatre mois au plus le terme légal pour pouvoir être nourrice, terme que la loi Roussel fixe à sept.

Surtout et avant tout, qu'on s'en rapporte à l'appréciation suffisante et nécessaire du médecin, et qu'on respecte la liberté individuelle. Chacun doit avoir la libre disposition de son corps, au moins, s'il n'a que celle-là.

LES CHEMINS DE FER ET LA SANTÉ PUBLIQUE.

A l'entrée des vacances, il fait plaisir de parler chemins de fer.

Ce n'est pas que j'aie l'intention de décrire ici un nouveau type de wagon hygiénique — avec crachoir auto-électro-mobile, — etc.

Il y aurait trop à dire à ce point de vue, car chacun sait qu'à part quelques grands express ou trains internationaux, le matériel est vétuste, mal commode et la vitesse de nos chemins de fer français moindre que celle des automobiles.

Mais il est un point encore plus important. A notre époque où s'accentue le courant atavique et modiste qui consiste à s'entasser et à s'encaserner dans des villes déjà trop étroites et rétrécies par leur appareil militaire — où la vie persiste confinée et stagnante à cause de l'insuffisance et de l'archaïsme des moyens de communication — il n'est peut-être pas mauvais de rappeler le rôle de plus en plus prépondérant des chemins de fer au sujet de *l'équilibration*, de la *ventilation* de la population, c'est-à-dire de la santé publique.

∴

J'ai déjà souvent parlé de la nécessité, pour le citadin en général, pour le Parisien en particulier, d'aller le plus souvent possible prendre l'air hors de son atmosphère contaminée, fumeuse, poussiéreuse, empoisonnée et confinée.

J'ai déjà dit la nécessité supérieure de l'exparisianisation des malades de la respiration — au moins des pauvres — ainsi que des enfants et des blessés. J'ai indiqué le bon effet de la ruralisation pour les tuberculeux et les chroniques, soit avec l'asile spécial, soit grâce à l'assistance familiale, fonctionnant pour les malades au même titre que pour les enfants assistés et constituant par contre-partie, pour le paysan, une véritable prime d'hygiène.

J'ajoute que cela serait pratiquement fort possible, si on considère qu'à une heure de Paris, par exemple, le prix moyen d'une pension d'auberge d'ailleurs très satisfaisante est de 5 fr., et, dans une ferme du Morvan, de 2 fr. 25 par jour, tout compris.

.˙.

Mais cela indiffère les compagnies de chemins de fer.

Elles se contentent de leur monopole, s'inquiétant avant tout d'accroître le revenu et le capital de leurs actionnaires, grâce à d'avisés mais avares administrateurs choisis généralement trop vieux là où il serait besoin d'hommes actifs et amoureux du progrès.

Au surplus, les réclamations sont rares, grâce au jeu savant de la publicité et des permis, relativement aux journaux.

Et cependant il est constaté que nos chemins de fer sont en moyenne 50 % plus chers qu'en Belgique, Angleterre, Alsace-Lorraine et Allemagne. Dans ce dernier pays, la validité des aller et retour vient d'être portée uniformément à 45 jours. Toutes conditions qui font qu'à la frontière de l'Est, j'ai vu plusieurs fois des personnes faire un crochet pour aller, à cause de ces avantages, prendre les chemins Alsaciens-Lorrains au lieu des nôtres.

Que dire aussi de la différence exagérée des classes, la troisième, *celle qui paie*, n'ayant droit ni au confort ni à la vitesse.

*

A mon sens, et quoiqu'il puisse paraître, ce sont là choses médicales au premier chef, car il s'agit ici d'hygiène et de santé.

Sans parler de la possibilité souhaitable d'arriver à décentraliser ainsi, l'air pur est le premier des besoins.

Aérer, ventiler les villes, constitue l'hygiène et la médication supérieure du poumon. En attendant qu'on le puisse faire convenablement, il est du devoir des pouvoirs publics de faciliter au moins l'oxygénation momentanée du dimanche et des vacances.

J'aperçois à ce titre le Métropolitain de Paris et les tramways de pénétration, malgré leurs imperfections, comme parmi les plus puissants outils de l'hygiène parisienne.

Et j'estime qu'il est de l'intérêt, de la santé publique, de moderniser et de vulgariser nos chemins de fer en commençant par en abaisser les prix.

TUBERCULOSE

—

LA TUBERCULOSE ET LES FUMÉES DE PARIS.

J'ai lu dans « le *Temps* » une lettre de M. d'Echerac relative à la tuberculose.

L'auteur, avec sa compétence spéciale d'ancien haut fonctionnaire de l'Assistance publique y dénonce :

1° La fréquence, de jour en jour plus grande, de la tuberculose à Paris :

2° La nécessité d'y porter remède — et vite — car l'A. P. n'aurait plus que six millions dans son bas de laine :

3° L'insuccès des hôpitaux et services spéciaux pour la tuberculose. Il note, en particulier, le demi-succès du service de Boucicaut (où, par parenthèse, la journée du malade revient, amortissement du capital compris, à près de douze francs par jour) et l'échec complet de celui de Lariboisière, hôpital du reste très mal placé sous les fumées de la gare du Nord et de l'Est.

4° L'utilité des sanatoria extra-urbains, comme celui d'Angicourt actuellement en construction.

Nous sommes tous de son avis. Il serait même souhaitable que cette mesure d'extériorisation soit généralisée à tous les hôpitaux dès que les moyens de communication le permettront.

J'estime que, dans l'intérêt des malades et pour éviter la contagion avec la ville, les hôpitaux devraient être extra-urbains, entourés d'arbres — fabricants naturels d'oxygène — et par cela même grands destructeurs des microbes.

Les médecins y devraient résider au grand avantage des malades et de l'enseignement.

On les voudrait aussi, ces hôpitaux, et au même point de vue, tous spécialisés, ce qui serait une économie pour l'administration.

Il ne resterait plus alors dans Paris que des locaux de consultation et des postes de secours et d'urgence d'où les malades, après les premiers soins nécessaires, seraient triés et dirigés vers les hôpitaux extra-urbains précités.

.·.

Mais ce n'est pas tout.

En médecine et surtout quand il s'agit de la tuberculose, soigner et guérir ne suffisent pas ; il faut encore prévenir.

Ici, prévenir, c'est assainir l'air, le purifier, supprimer ou tout au moins diminuer les poussières et les fumées qui l'imbuent et l'empoisonnent.

Les poussières que Pasteur a démontrées réceptacles de tous les germes sont bien considérées comme funestes. L'influence des fumées est moins connue et cependant elles ne semblent pas moins dangereuses : on pourrait même dire qu'elles sont une cause principale de la tuberculose des villes.

Déjà les plantes souffrent de la fumée et vivent mal à la ville, les feuilles par où elles respirent se recouvrent de poussier charbonneux, sont corrodées : la plante doit être lavée, aérée, ou bien elle meurt.

Chez les animaux, le bœuf en particulier, on a constaté, du fait de la fumée, une intoxication lente, sorte de maladie acide qui décalcifie les os, abâtardit la race et la prépare à la tuberculose.

A fortiori, les hommes vivant dans les fumées comme celles qui remplissent et surmontent à plus de 200 mètres le grandiose creuset où bouillonne Paris, la ville lumière, dit-on, et cependant... *Athenis tenue colum, ex quo etiam acutiores putantur Attici...* selon Cicéron.

En effet, tous les lourds produits gazeux hydrocarburés, oxycarbonés (1), ammoniacaux, soufrés, chlorés, et même fluorés que — selon les houilles employées — les fumées déversent dans l'atmosphère et dont la présence se révèle par l'odeur, par l'attaque des métaux, surtout de l'argent, du verre même, intoxiquent et anémient l'individu préparant ainsi le terrain.

Les fines particules de charbon volatilisées et inhalées irritent le si délicat épithélium respiratoire dont elles écrasent ou poignardent les cellules ciliées, entr'ouvant ainsi le sol pour l'inoculation.

La mauvaise graine vient bientôt — les bacilles ou les spores — toujours si nombreux dans, et sur les poussières de l'air parisien. Ils germent, prolifèrent : la tubercu-

(1) Près de 25.000.000 de tonnes d'acide carbonique.

lose des voies respiratoires, vulgairement la phtisie, se trouve constituée.

Il convient que chacun sache maintenant ces choses et s'étudie à respecter l'eau comme l'air, l'air de tous, l'air de Dieu, comme disait Th. Gautier.

Contaminer, empoisonner l'un comme l'autre est criminel, car il en peut résulter mort d'homme.

L'homme a besoin d'air et d'eau purs.

Dans cet ordre d'idées, le meilleur traitement préventif de la phtisie à Paris, c'est d'abord la *facilité des communications et le Métropolitain*. Car, et ici je me répète, avec un métropolitain logique, c'est-à-dire à la fois de pénétration et de circulation, le Parisien pourra, hormis son travail, respirer un peu d'air véritable ou tout au moins échapper à son atmosphère coutumière qui est bien digne de l'eau de Seine.

Ce qu'on a commencé pour l'eau à Paris, il est grand temps de l'exécuter pour l'air. Il n'est pas impossible que la suppression de l'enceinte et de l'octroi, qu'un métropolitain bien conçu fasse pour la phtisie ce que l'eau de source a réalisé pour la fièvre typhoïde.

LA TUBERCULOSE AU PARLEMENT

Grâce aux médecins et aux hygiénistes, il se dessine actuellement un grand mouvement contre la tuberculose. C'est ainsi que les Sociétés médicales de Paris, presque toutes unies dans une sorte de referendum, votent successivement des conclusions demandant l'exparisianisation des phtisiques et la création d'asiles suburbains pour tuberculeux.

Un député de la Seine a, d'autre part, écrit au président du Conseil des ministres pour l'inviter à créer une grande commission de la tuberculose comme « un centre d'action, une méthode, une coordination des efforts et des ressources, qui s'étendrait à tout le territoire national ».

Ce langage est peu clair, mais l'intention est louable. Je crois cependant qu'il y a là affaire de municipalité plutôt que d'État : pour ma part, je désapprouve, même en hygiène, cette manie napoléonienne de centralisation dont nous sommes hydrocéphales,

et je pense qu'en fait de tuberculose, la vérité à Paris peut être l'erreur en province.

∴

Je n'aime guère non plus la suite, et le rapprochement, avec « la commission qui a
fonctionné en 1896 à l'Assistance publique,
et dont les travaux ont abouti en une seule
année à faire voter la création de services de
tuberculeux pour une somme de 13 millions ».

Je suis contribuable, Monsieur le Député,
et j'estime qu'il ne suffit pas de dépenser des
millions. Encore faut-il le faire utilement ! Or,
je vous le demande, Hendaye, Angicourt,
avec ses éboulis et ses constructions mycé-
niennes actuellement encore inutilisables, les
services spéciaux de Boucicaut et de Lariboisière avec leur renommée sinistre repré-
sentent-ils une pareille valeur ?

∴

Enfin, pour tout dire, je n'ai pas confiance
en nos honorables pour ces sortes de questions. Lisez cette coupure que j'emprunte à

une thèse (1), citée avec éloge à la tribune de l'Académie de médecine, par M. Bergeron, secrétaire perpétuel.

La *Médecine moderne* du 5 mars 1898 raconte d'une façon suggestive comment on parle médecine à la Chambre des députés. C'était lors de la discussion du budget de l'agriculture.

Un député des Landes, M. Denis, réclamait un supplément de 2 millions pour indemniser les propriétaires d'animaux abattus « sous prétexte de tuberculose ». A ce propos, M. Denis a déclaré que les vétérinaires abusaient de la tuberculose. Il ne croit pas, lui, à la tuberculose.

« On invoquera les statistiques, mais nous « protestons contre les hommes de science « qui, sous prétexte de nous sauver la vie, « nous rendent la vie intolérable.

« Aujourd'hui les vétérinaires, comme les « médecins, me paraissent devenir trop sa- « vants. Je voudrais revoir ce bon vieux « temps où les médecins, au lieu d'inventer « des maladies avec noms retentissants et

______

(1) Robert TEUTSCH. — Tuberculose pulmonaire, sa propagation, son traitement hygiénique, sa prophylaxie. (*Thèse Paris*, 1898.)

« barbares, administraient simplement à
« leurs malades des purgatifs et du sirop de
« gomme. On a dit beaucoup de choses très
« scientifiques sur la tuberculine.

« Avant cette découverte, nos troupeaux
« n'en erraient pas moins joyeux et dispos
« par monts et par vaux, et je ne crois pas
« que jamais la tuberculose ait gêné nos
« aïeux. »

Qu'en dites-vous?

OUVERTURE DE LA COMMISSION DE LA TUBERCULOSE

Jusqu'ici l'Académie de Médecine était la conseillère consultée par le gouvernement pour les choses de la médecine. On l'écoutait peu, car les médecins ont toujours passé pour des utopistes gêneurs vis-à-vis de l'administration — laquelle n'aime pas les changements qui la dérangent.

Les exemples foisonnent. Ainsi l'Académie avait demandé dernièrement que certaines précautions fussent prises par les corps de troupes et les conseils de revision relativement à la tuberculose qui est fréquente dans l'armée.

Elle émettait en particulier le vœu que ceux-ci fussent à ce point de vue très soupçonneux, enclins volontiers aux sursis et même à la réforme; elle souhaitait aussi que l'appel des recrues fût avancé et n'eût pas lieu en novembre, comme maintenant, afin que les jeunes soldats aient le temps de s'accoutumer et de s'endurcir avant les froids,

Or, non seulement rien n'a été changé quant à l'époque de l'appel des classes, mais le commandement « *prend* » plus facilement que jamais. Est-ce pour masquer le déficit de nos contingents et pour donner ainsi l'illusion homicide qu'une république de 38 millions peut avoir autant de soldats qu'un empire de 52 millions ?

Il semblerait cependant que la condition essentielle de la défense du pays est de conserver sains ses défenseurs.

Espérons que la commission de la tuberculose aura plus de succès.

* *

En effet, le Ministre de l'Intérieur, M. Waldeck-Rousseau, créant un précédent nouveau, a ouvert, avec un discours magistro-médical, la commission nationale de la tuberculose.

Dans cette commission les avocats sont peu nombreux ; les parlementaires pas trop, — du reste, il en faut. Selon la coutume, on y rencontre également plusieurs de ces perpétuels omni-commissionnaires de l'administration à qui, pour remplir honnêtement leurs fonctions s'ils en avaient cure, il faudrait l'omniscience, l'ubiquité ou plusieurs existences simultanées. On les prend par habitude et pour le décor, les jugeant indispensables — comme si personne l'était ! — ils ne sont en réalité qu'encombrants par leur suffisance paresseuse et leur vaniteuse inertie.

Mais on y compte aussi, j'ai plaisir à le reconnaître, autour du Doyen de la Faculté, des hommes de mérite et de valeur indiscutables, des hommes d'action, d'organisation et d'énergie (il y manque le Dr Sabourin).

C'est sur ces hommes qu'il faut compter ; j'ajoute que leur tâche sera lourde, car la tuberculose de l'individu a souvent des racines sociales et l'étude de sa prophylaxie entraînera logiquement bien des réformes.

L'EXPARISIANISATION DES PHTISIQUES ET LA SOCIÉTÉ MÉDICALE DES HOPITAUX.

Comme nous devisions un jour de l'exparisianisation des phtisiques, sujet d'actualité, un médecin des hôpitaux observa :

« Si on drainait ainsi les phtisiques, qui sont le tiers, peut-être même la moitié des malades hospitalisés, que deviendraient les médecins des hôpitaux et leurs services ? »

Aujourd'hui, l'argument me revient en mémoire à propos du rapport du Dr Barth à la Société médicale des hôpitaux (*Bulletin de la Société médicale des hôpitaux*, 1900, p. 298) constatant, entre autres choses fort intéressantes, que dans certains services hospitaliers 60 à 70 % des malades sont des phtisiques et que « *les locaux actuels, en dépit de leurs imperfections, sont* tout ce qu'il *faut, à condition que les phtisiques y soient mis à part et cessent d'être confondus avec les autres malades* » : rapport terminé par les conclusions suivantes, qui furent adoptées à l'unanimité des membres présents :

« Que des pavillons spéciaux soient réser-
« vés dans les asiles de convalescence aux
« malades atteints de tuberculose ouverte avec
« expectoration bacillifère ;

« Que dans les hôpitaux de Paris, des sal-
« les particulières, en nombre suffisant pour
« éviter l'encombrement, soient affectées aux
« grands phtisiques, dont la présence dans
« les salles communes constitue un danger
« pour la généralité des malades ».

Je proteste contre ces conclusions, car de
l'avis général :

1° Les locaux actuels sont insuffisants et
mal adaptés.

2° L'atmosphère parisienne — trop respi-
rée — viciée par les gaz toxiques de combus-
tion — fumeuse et poussiéreuse, (il suffit de
l'observer de la Tour Eiffel) nullement
aseptique, ne convient pas aux blessés de la
respiration que sont les phtisiques.

3° La formule de l'hôpital moderne étant
l'aération et *l'isolement* au point de vue
curatif et prophylactique, la *spécialisation*
au point de vue médical et didactique, les
tuberculeux doivent être exparisianisés.

Les moyens de transport, et surtout les nouvelles voies ferrées, le permettent.

J'ajouterai encore ceci :

L'expérience des services spéciaux de tuberculeux dans les hôpitaux actuels a été faite jadis à Laennec, puis à Lariboisière, (hôpital mal choisi du reste, puisque tout noir de poussières et fumées de la gare du Nord), moins mal, mais trop coûteusement à Boucicaut. Elle est désastreuse.

Les malades répugnent à y entrer et les traitent, non sans raison statistique, d'abattoirs : le prix-journée, grâce à la suralimentation (encore une illusion), laquelle ne remplace pas l'oxygène insuffisant, est de 6 francs, ce qui est considérable.

Les médecins, impuissants et par conséquent peu suivis et dépités, s'y désaffectionnent généralement de leur service.

Allez voir maintenant par comparaison, ou tout au moins lisez ce qui se passe à l'œuvre d'Ormesson : et réfléchissez que les mêmes membres de la Société médicale des hôpitaux cotisent pour la plupart — et font bien — à l'institution en gésine des sanatoria populaires à la campagne.

Rappelez-vous aussi cette phase du professeur Grancher (Académie de médecine, séance du 27 mars 1900) : « Pour terminer, je constate avec regret que, dans bien des cas, les médecins ont des opinions plus arriérées que leurs clients qui sont souvent obligés de leur forcer la main en matière d'hygiène et de prophylaxie. »

Conclusion. L'exparisianisation des tuberculeux dans des hôpitaux suburbains et spécialisés est logique et s'impose.

A PROPOS DE L'HOSPITALISATION
DES PHTISIQUES

A M. Paul Berthod.

Très honoré Confrère,

Dans un article du *Journal de médecine de Paris*, en date du 8 avril dernier, vous avez bien voulu vous occuper d'un rapport présenté par moi à la Société médicale des hôpitaux, sur la question très complexe de l'hospitalisation des tuberculeux. Ce rapport, dont les conclusions ont été approuvées par l'unanimité des membres présents à la séance, émet le vœu « *que, dans les hôpitaux de Paris, des salles particulières soient réservées aux grands phtisiques, dont la présence dans les salles communes constitue un danger pour la généralité des autres malades* ».

Cette proposition vous semble subversive et les médecins des hôpitaux qui l'ont votée vous font l'effet « d'avoir en matière d'hygiène des idées plus arriérées que leurs clients ». Vous revendiquez pour les tuberculeux pari-

siens « l'exparisianisation » et vous citez Ormesson comme le modèle à suivre.

Sur ce dernier point j'ai d'autant moins
envie de vous contredire, que je suis un des
membres fondateurs de l'œuvre en formation
des sanatoriums populaires pour les tuberculeux pauvres de Paris, œuvre qui se propose justement de faire pour les adultes ce
que l'œuvre d'Ormesson a si merveilleusement commencé pour les enfants.

Mais l'œuvre nouvelle des sanatoriums populaires, tout comme celle d'Ormesson, ne
s'adresse qu'aux tuberculeux curables, à ceux
dont les lésions encore limitées sont suscep-
tibles, sinon de réparation, du moins de sclé-
rose et de cicatrisation solide, à ceux en un
mot qui peuvent récompenser, par une guérison au moins temporaire, les lourds sacri-
fices qu'entraîne la cure d'air et de repos.

Or, si vous aviez pris la peine de lire d'un
bout à l'autre le rapport, d'ailleurs fort court,
dont vous critiquez les conclusions, vous au-
riez vu que les malades dont nous réclamons
l'isolement dans des salles spéciales sont précisément ceux qui n'ont rien à attendre du
sanatorium (où d'ailleurs on se garderait de
les admettre), c'est-à-dire les phtisiques avan-

cés, ceux arrivés à la période cavitaire et que mine la fièvre hectique.

Pour ceux-là, il faut avoir le courage de l'avouer, ni la médecine, ni l'hygiène ne peuvent rien, que prolonger de quelques jours une agonie douloureuse. En revanche, et malgré toutes les précautions, leur voisinage est un danger terrible pour les malades qu'une affection quelconque aiguë ou chronique, pneumonie ou fièvre typhoïde, dyspepsie ou chlorose, rend vulnérable à l'invasion du bacille tuberculeux. Notre collègue Letulle a tracé tout dernièrement, dans la *Presse médicale*, le véridique et désolant tableau des résultats de la promiscuité actuelle. Il suffit de le lire pour se convaincre que l'isolement des phtisiques (je veux dire leur éloignement des salles communes) s'impose comme une mesure de salut public.

D'accord, me direz vous ; mais cet isolement que tout le monde réclame, pourquoi vouloir le faire dans l'intérieur des hôpitaux parisiens, si défectueux à tous points de vue ? Pourquoi ne pas le réaliser à la campagne, dans un air pur, loin des poussières industrielles et des émanations putrides de la grande ville ?

Pourquoi ? Parce que la déportation en masse des phtisiques parisiens est pratiquement irréalisable, et le sera longtemps, sinon toujours. Alors que nous commençons à peine à fournir aux tuberculeux *curables* les moyens de pratiquer la cure d'air qui peut les sauver, est-il raisonnable de songer à déplacer les grands phtisiques, qui ne peuvent profiter ni du grand air (car ils sont alités), ni de la suralimentation (car leur estomac délabré ne supporte qu'un peu de lait et quelques œufs) ? Réclamer la cure d'air à la campagne pour la généralité des tuberculeux, ce n'est pas travailler au progrès, c'est au contraire favoriser la routine, car celle-ci, quand on lui demande l'impossible, en profite avec empressement pour ne rien faire du tout. La même remarque s'applique aux grands plans de reconstruction partielle ou totale des hôpitaux parisiens : depuis dix ans on y songe, on les étudie, et en attendant, la contagion tuberculeuse poursuit son œuvre.

La réforme que nous demandons est assurément modeste, elle se borne à mieux utiliser ce qui existe, et ne prétend pas à la perfection :.... mais aussi elle n'exige ni bouleversements, ni grandes dépenses et, avec un peu de bonne volonté, elle peut être réalisée demain.

Que dans chaque établissement hospitalier on réserve des salles spéciales aux phtisiques, et aussitôt disparaîtra le plus redoutable, le plus vaste à coup sûr, des foyers de contagion de la tuberculose. Vous avez le sens trop droit, cher et honoré Confrère, et un trop vif sentiment des nécessités de la prophylaxie, pour ne pas souhaiter qu'il en soit ainsi et je suis persuadé qu'après examen approfondi vous vous rallierez aux conclusions qui ont fait l'objet de vos critiques.

H. BARTH,

Médecin de l'hôpital Necker.

PROPOS D'ÉLECTIONS

Durant les élections, il est d'intérêt public pour l'instruction des candidats et l'intérêt des élus que leur attention réciproque soit appelée sur les lacunes et les nécessités de l'heure présente.

C'est le droit, c'est même le devoir de chaque contribuable électeur, soit-il et parce que médecin, car l'hygiène, au nom de qui nous parlons, doit être maintenant le *motif social premier*.

.·.

Dans notre neuvième arrondissement, l'*eau* laisse toujours à désirer : comme quantité gare cet été durant l'Exposition — d'où, entre autres inconvénients, l'insuffisance d'arrosage et les poussières de tous ordres et ordures ; comme qualité, à preuve l'épidémie actuelle de fièvre typhoïde. Nous demandons donc de l'eau plus pure et plus abondante.

L'*air*, déjà trop respiré, est empoisonné de gaz méphitiques, empuanté d'odeurs mauvaises, pollué de poussières et de fumées, dé-

chets des usines d'électricité, d'imprimerie....
etc., établies, contre toute logique, dans ce
centre parisien.

Cette viciation de l'air est une des causes
principales de l'anémie et des affections respiratoires, en particulier de la grippe et de la
tuberculose, cette dernière causant à elle seule
environ 15.000 décès par an à Paris.

Nous demandons donc l'arrosage et le balayage humide mieux faits, la fumivorité pour
les usines qui existent, la classification d'insalubres et la réglementation pour les nouvelles. Nous serions également curieux de
renseignements sur les travaux de la fameuse
Commission municipale des odeurs.

La *police des mœurs*, outre ses abus, a une
action nulle au point de vue de la préserva-
tion sociale. Au contraire, elle est funeste pour
la tare de l'inscription qui estampille officiellement et patente le vice, funeste surtout par le
caractère délictueux qu'elle conserve aux maladies vénériennes : ce qui fait que celles-ci se
cachent, restent secrètes, plus difficiles à atteindre et à soigner. Nous demandons la suppression de ce régime suranné — il y a là
chose de médecine et d'hygiène et non point
de gendarmerie policière.

Nos *moyens de communication* sont restés primitifs : l'omnibus quoique vieillot est ici imprenable, le fiacre va l'être ; nos carrefours sont légendaires pour leurs écrasés. Puisque les boutiquiers de notre arrondissement ne veulent pas du chemin de fer métropolitain, nous demandons au moins des tramways ; ils fonctionnent à l'étranger sur des voies aussi fréquentées.

Pour finir, un mot de l'*emprunt* de soixante-treize millions qu'on nous prépare en vue de l'Assistance publique. Grâce à son désarroi, cette administration, malgré un budget de 54 millions, est en déficit tous les ans, elle a consommé ses réserves : le Krach menace.

L'Assistance est un devoir sacré et nous consentons à payer ; mais nous demandons que les « frais généraux » reconnus, dit-on, de 25 °/₀ — plus de 13 millions par an — soient réduits, que l'argent des pauvres soit plus justement et utilement ménagé. Nous demandons aussi que les hôpitaux devenus trop étroits et caducs soient reconstruits, mais sans luxe criard, confortablement, en bon air, c'est-à-dire à la campagne pour la meilleure guérison des malades et pour la sauvegarde du public : qu'ils soient spécialisés en vue d'améliorer l'enseignement et les soins aux hospitalisés.

Tout ceci, bien entendu, sans préjudice des autres questions résolues, comme celles des ordures ménagères, du prix du gaz et de l'eau, de l'octroi qui tiennent, elles aussi, à la santé publique et s'élèvent au-dessus des partis.

Paul Berthod.

Post-scriptum au docteur *H. Barth*.

Notre très honoré confrère le docteur Barth, est parmi ceux qu'on estime hautement et qu'on lit in extenso : quoi qu'il en pense, je connaissais donc ses conclusions et son rapport, quand j'ai écrit mon article sur l'exparisianisation des phtisiques et la Société médicale des hôpitaux, article que je maintiens.

En attendant la construction des hôpitaux suburbains pour tuberculeux — construction prochaine, très honoré confrère, car ce sera, nous l'espérons, le premier acte du nouveau plan de campagne de l'Assistance publique lorsqu'elle aura réalisé son emprunt — en attendant, dis-je, les phtisiques doivent être séparés des autres malades, c'est certain : mais cette séparation peut et doit se faire dans chaque service — chacun des chefs en est responsable.

Elle est facile et efficace : le professeur Grancher, dont, par parenthèse, vous me prêtez l'opinion, l'a démontré pour les enfants.

Mais pas de ces services spéciaux de tuberculeux, coûteux, fastidieux et lamentables, sortes de pourrissoirs où le médecin impuissant et découragé traiterait par le laisser-mourir : même à titre provisoire, trop souvent définitif chez nous, ils seraient funestes, en retardant, en détournant de faire mieux.

Or, il y a mieux à faire, vous n'en doutez pas.

LA DÉCLARATION OBLIGATOIRE DE LA TUBERCULOSE (1).

Il se discute actuellement au Sénat, en seconde lecture, la loi sanitaire.

Grâce à l'autorité et à la notoriété des présentateurs, grâce aussi, il faut le reconnaître, à l'influence toute personnelle de M. Waldeck-Rousseau, malgré l'opposition de quelques-uns, dont notre bouillant et spirituel confrère, le Dr Treille, cette loi sera probablement votée. Elle a pour but d'instituer et de centraliser en France toute une administration de l'hygiène publique en manière de Sous-Secrétariat d'Etat.

Elle impose à toute commune un règlement sanitaire, crée un bureau d'hygiène départemental, ainsi qu'un bureau d'hygiène municipal pour toutes les villes de plus de 20.000 habitants.

Il y aurait beaucoup à dire relativement à ces mesures administratives qui touchent par

(1) Communication à la Société médicale du IXe arrondissement.

11

bien des points à notre profession : je veux seulement vous signaler ce qui a trait à la déclaration des maladies contagieuses et spécialement à la déclaration de la tuberculose,

..

La déclaration est imposée au médecin, qui en est rendu seul responsable. Certes, on ne nous menace pas trop, encore, d'amende, de prison, ni même du Knout, car nous sommes en France, et je m'en félicite, pays libre, où on prend plus de mouches avec le miel qu'avec le vinaigre.

Le plus simple et le mieux pour que la déclaration soit faite est de s'adresser à la conscience du médecin qui, violenté ou molesté, pourrait toujours arguer d'un autre diagnostic et s'y soustraire.

Si on joint à cela que maintenant le tiers à peine, paraît-il, des médecins s'astreignent à cette déclaration, probablement par nécessité de clientèle (hôteliers, institutions, boutiquiers, etc...) plutôt que par négligence, on conçoit qu'il faille avant tout nous aider et nous faciliter une tâche parfois bien délicate.

La déclaration obligatoire, comme une dé

claration de naissance, doit être demandée au chef de famille, au logeur et à son défaut seulement au médecin pour que nous puissions conserver ce rôle de confident et d'ami de la famille qui fait notre force et notre prestige.

C'est ainsi qu'en avait, du reste, décidé le Congrès International d'hygiène de 1900 en votant la déclaration obligatoire *pour le chef de famille ou logeur et le médecin.*

Le Dr Treille a insisté pour que cette déclaration obligatoire incombe uniquement au médecin : il a réussi ; et je ne serais pas étonné qu'il y ait eu là, de sa part, un mouvement tournant contre cette loi dont il paraît l'adversaire.

.·.

Second point : La déclaration obligatoire sera imposée d'après une liste de maladies établie par l'Académie de médecine et le Comité d'hygiène de France.

Or on parle d'inscrire sur cette liste la tuberculose ; non pas seulement la *tuberculose ouverte*, ainsi qu'il avait été voté au Congrès international d'hygiène de 1900 par des personnes aux théories évidemment excellentes, mais de pratique moindre. L'expression tuberculose ouverte, en effet, a singulièrement vieilli depuis ce congrès, elle paraît aujourd'hui disqualifiée vis-à-vis des cliniciens : on dit aujourd'hui simplement *tuberculose*.

Croyez-vous qu'une semblable maladie, aussi fréquente, qui dure souvent des années, considérée encore dans beaucoup de familles comme une tare, puisse être soumise à la déclaration obligatoire, nonobstant le préjudice moral, partant physique, que causerait au malade l'évidente dénonciation de son mal ? Car, malgré les trop belles statistiques des sanatoria, le tuberculeux se sachant perdu, ne précipiterait-il pas souvent son mal en brûlant ses dernières énergies vitales dans une sorte de frénésie.

Pourra-t-on désinfecter assez tôt et assez souvent ? ou plutôt la désinfection ne sera-t-elle pas seulement un trompe-l'œil, une sorte de représentation quasi-théâtrale d'hygiène dont la machinerie peut séduire notre tempérament latin, mais dont le tuberculeux fera tous les frais ?

Enfin, le tuberculeux vit longtemps avec son mal ; il travaille, il circule, il voyage, le voyez-vous obligé à des déclarations succesgives, muni d'un passe-port spécial, porteur peut-être d'une cocarde pathognomonique ! Allons-nous au moins lui distribuer un vade-mecum d'hygiène et de diététique ?

Il ne m'apparaît pas que la déclaration obligatoire de la tuberculose — au moins durant la vie — puisse être aujourd'hui imposée. Après décès, c'est autre chose.

Il faudrait alors désinfecter à fond et surtout nettoyer, le savon étant le meilleur des antiseptiques, remettre à neuf, étuver, détruire la literie, avec indemnité même s'il est nécessaire. La désinfection, en réalité, commence seulement à entrer dans nos mœurs; il serait plus logique de l'acclimater d'abord en la réservant pour les maladies contagieuses et transmissibles aiguës, où elle est moins gênante, et déjà tolérée — sinon tout à fait admise ; elle n'en diffusera que mieux par la suite. « Qui trop embrasse mal étreint ».

En terminant, je demande que la question soit mise à l'étude dans notre Société et la discussion renvoyée à une prochaine séance.

— La Société décide de mettre à l'ordre du jour de la prochaine séance la discussion de cette question.

SUR LA COMMISSION EXTRA-PARLEMENTAIRE DE LA TUBERCULOSE.

On ne peut méconnaître le bon vouloir du ministère actuel vis-à-vis de l'hygiène : Ainsi la loi sanitaire, les différentes circulaires d'hygiène administrative contre la tuberculose, adressées aux postiers et aux douaniers, la prohibition de la céruse, la commission extra-parlementaire de la tuberculose, etc.

Cette commission, dont j'ai déjà parlé ici, a clôturé ses travaux par la publication d'un livre : *Commission de la tuberculose. La propagation de la tuberculose, Paris, Masson,* 1900, dont la lecture n'est pas sans intérêt.

En vérité, on n'y trouve rien de nouveau. C'est la redite du crachoir, du sanatorium rural, du balayage mouillé, de la propreté nécessaire, avec une démonstration nouvelle que le surmenage industriel, l'encombrement, le logement insalubre, la misère sociale ou physiologique sont terrains favorables au bacille tuberculeux.

Le mérite, cependant, est, qu'aujourd'hui,

la question de la tuberculose est officiellement posée. La solution doit varier d'après
les milieux, selon Paris ou la province : et des
commissions urbaines ou régionales seront
préférables.

Il faudra aussi, je pense, que ces commissions osent réclamer la prophylaxie, c'est-à-
dire l'hygiène des citoyens et de la cité. Ainsi,
pour Paris, où l'entassement dans les grands
locaux caserniers et la vie encombrée dans
l'air trop respiré et multipollué est cause certaine de tuberculose, la commission aurait
dû, ce me semble, demander qu'on hâtât
l'élargissement des voies, la construction des
nouveaux métropolitains et la démolition de
cette ridicule enceinte militaire 1830, que se
marchandent misérablement la Ville et l'Etat
et dans laquelle Paris étouffe et se tubercu-
lise, faute d'air et de soleil.

.·.

En fait de détail, je veux seulement rappeler ceci.

M. le professeur Bouchard (1) a attiré l'at-

(1) Commission de la tuberculose. La propagation
de la tuberculose. Paris. Masson, 1900. Rapport général. p. 411.

tention de la Commission sur la fréquence de la contamination tuberculeuse par les prostituées. Il a remis une note ainsi conçue :

« Considérant que le contact étendu et prolongé de la muqueuse buccale d'une personne tuberculeuse avec la même muqueuse d'une personne saine, tel qu'il s'opère souvent à l'occasion de l'acte génital, est une condition très favorable à la transmission de la tuberculose ; considérant que cette circonstance, bien plus que l'alcoolisme, est la cause de l'extrême fréquence de la tuberculose chez les prostituées ;

Considérant que cette même cause fait de la prostituée une source fréquente de tuberculose ;

« Considérant que les autorités chargées de la surveillance sanitaire de la prostitution ont le devoir de protéger la santé publique contre toute maladie contagieuse qui peut être transmise par la prostituée dans l'exercice de sa fonction et non pas seulement contre les maladies qu'on considère comme étant plus spécialement vénériennes ; considérant d'ailleurs que, transmises dans les conditions indiquées ci-dessus, la tuberculose acquiert le caractère d'une véritable maladie vénérienne ;

La Commission émet le vœu que, dans l'examen sanitaire des personnes qui se livrent à la prostitution, la tuberculose soit assimilée aux autres maladies contagieuses dites vénériennes. »

La sous-commission s'est associée à ce vœu.

Je m'y associe aussi — malgré tous les lourds considérants qui précèdent — mais sous cette condition préliminaire essentielle que la prostitution soit d'abord ramenée dans la loi commune, et les maladies vénériennes des prostituées dans l'assistance publique — en un mot que *la réglementation actuelle de la prostitution soit supprimée.*

Autrement, et, sans qu'il soit besoin de cryoscopie, la note du professeur Bouchard apparaît soit comme une utopie, soit comme le malicieux brocard d'un académicien pince-sans-rire.

P. S. — La malechance continue au Sanatorium d'Angicourt. Le médecin-chef D* Plicque a déjà démissionné et on parle de contamination des eaux.

LA DÉCLARATION OBLIGATOIRE DE LA TUBERCULOSE (1).

Pour un certain nombre de maladies transmissibles, contagieuses ou épidémiques, la loi de 1892 a imposé aux médecins la déclaration obligatoire sous peine d'amende ou de prison en cas de récidive.

Cette déclaration obligatoire avait pour but louable la désinfection.

Aujourd'hui, il est constant que, dans un très grand nombre de cas, les deux tiers au moins, ici à Paris, la déclaration n'est pas faite: *c'est apparemment qu'elle ne peut l'être*, car le médecin généralement ami du progrès et de l'hygiène, — à l'encontre même de son intérêt direct, — n'aurait aucune raison de s'y opposer personnellement si le silence ne lui était souvent recommandé par ses clients (boutiquiers, pensions, hôtels) ; il est à remarquer en outre que la déclaration par lettre, ainsi qu'elle est pratiquée à Paris, dérange

(1) Communication à la Société de médecine publique et de génie sanitaire. Séance du 24 avril 1901.

peu, et s'efforce de sauvegarder — dans une certaine mesure au moins — le secret professionnel.

La collectivité a cependant intérêt à ce que cette déclaration soit faite. Elle doit y inciter le médecin, lequel pourrait d'ailleurs presque toujours s'y soustraire, s'il le voulait, sous couleur d'incertitude du diagnostic ; il importe donc de ménager un amour-propre professionnel légitime, en respectant le caractère d'ami, de confident familial, dont s'honore le médecin ; j'ajoute qu'il paraît naturel et logique qu'au cas de maladie, comme pour une naissance, l'auteur ou le responsable soit personnellement astreint à la déclaration.

A tous ces différents titres, *je pense que la* DÉCLARATION OBLIGATOIRE DES MALADIES, DANS LES CAS OÙ ELLE EST IMPOSÉE, DOIT ÊTRE FAITE PAR LE CHEF DE FAMILLE OU LOGEUR ET A SON DÉFAUT SEULEMENT PAR LE MÉDECIN TRAITANT.

Vous savez, Messieurs, que la déclaration est imposée suivant une liste de maladies arrêtée par le Conseil d'hygiène de France et l'Académie de Médecine : or, il est question d'ajouter sur cette liste la tuberculose.

Nous croyons cependant qu'à l'heure actuelle la tuberculose ne peut généralement pas être soumise à la déclaration obligatoire : la présente communication pourrait ainsi être plus justement intitulée : « *Contre la déclaration obligatoire de la tuberculose.* »

Le Congrès international d'hygiène de 1900 demandait, il est vrai, la déclaration pour la *tuberculose ouverte*, c'est-à-dire bactériologiquement reconnue. Mais cette distinction *d'ouverture* et de laboratoire était sans doute peu pratique, car elle semble avoir vécu ; de fait, elle ne sert plus actuellement qu'à quelques sanatoriums pour fermer leurs portes aux tuberculeux dont ils ne veulent point. En réalité, il s'agirait donc de toutes les tuberculoses.

Certes, la tuberculose est démontrée inoculable et contagieuse, mais il semble non moins certain et essentiel que le terrain et l'ambiance, le sujet et le milieu doivent être très favorables pour que son germe prospère.

Tous ou presque tous, surtout nous médecins, nous avons absorbé des bacilles parmi les nombreuses poussières qui foisonnent, et que nous respirons à Paris (1) et cependant nous ne sommes pas tuberculeux : j'ajoute, la tuberculose de l'étudiant se prend au garni et à la brasserie bien plus qu'à l'hôpital.

Au surplus, je vous le demande à tous, car tous, médecins ou hygiénistes ici présents, vous avez eu autour de vous des tuberculeux, croyez-vous qu'une maladie, souvent si insidieuse à ses débuts, si fréquente, si décevante, si ambulatoire, une maladie dont on se cache encore dans beaucoup de familles comme d'une demi-tare, puisse être déclarée au même titre que la variole, par exemple ? Il est, je le veux bien, des espèces particulières (phtisie aiguë, logement garni ou insalubre, surtout après décès, etc.) ; mais ces cas pourront toujours et doivent être laissés à l'appréciation des pouvoirs municipaux ou des intéressés. Ceux-ci demanderont alors d'eux-mêmes la désinfection, s'ils y ont bénéfice, ainsi que cela se pratique déjà dans les villes de cures, les Eaux-Bonnes, Arcachon, par exemple.

(1) Ici, un membre du bureau m'a fait justement remarquer que les poussières bacillifères tenaient pour une part à l'insuffisance d'arrosage des rues, surtout celles pavées en bois ; je suis de cet avis.

.˙.

Ce n'est pas tout, la déclaration décidée, que va-t-on faire? Désinfecter... mais quand et combien de fois? avez-vous pensé au matériel nécessaire, étant donné le nombre considérable des tuberculeux? et sans vouloir diminuer en rien le mérite de cette représentation d'hygiène, ne craignez-vous pas de disqualifier la désinfection qu'on commence seulement à admettre, malgré ses ennuis, il faut bien le dire, en la faisant voir trop commune et sans doute inefficace?

Etablira-t-on la mise en carte pour les tuberculeux, un livret sanitaire avec photographie et bréviaire hygiénico-diététique, un brassard ou une cocarde pathognomonique? Allez-vous, à défaut de sanatorium, rétablir des ghettos modernes pour ces parias, ou des parcs pour ces lépreux nouveau siècle?

On m'objectera que certaines de ces mesures ont été proposées dans d'autres pays. Je répondrai que nous vivons en France avec les défauts de nos qualités sans doute, impressionnistes et modistes, dit-on, mais frondeurs et chatouilleux de notre liberté, non encore caporaux ni caporalisés, et je considère que des mesures moyen-âgeuses et in-humaines vis-à-vis de la tuberculose sont inapplicables dans notre pays.

Pour toutes ces différentes raisons, je crois que LA DÉCLARATION OBLIGATOIRE NE DOIT PAS ÊTRE IMPOSÉE POUR LA TUBERCULOSE.

Les deux conclusions que j'ai eu l'honneur de vous soumettre sont celles de la Société médicale du IXᵉ arrondissement et de la Société médico-chirurgicale, deux des plus vivantes et des plus nombreuses de Paris.

Elles répondent, j'en ai la conviction, à l'opinion médicale ; elles sont d'intérêt général : c'est pourquoi je demande à la Société de Médecine Publique de vouloir bien désigner une commission qui présentera son rapport dans une prochaine séance, afin de nous éclairer pour la discussion.

Note. — Une commission a été effectivement désignée : elle se compose de MM. Brouardel, Vallin, Drouineau, Letulle, Martin, Berthod. Cette commission s'est ralliée à l'opinion ci-dessus en *recommandant* seulement, sur ma proposition, la déclaration de la tuberculose.

LE CONGRÈS DE LA TUBERCULOSE DE LONDRES. — PAS DE DÉCLARATION OBLIGATOIRE. — LA RECOMMANDATION DE NOTIFICATION.

Je suis partisan convaincu des Congrès médicaux — ou autres. Je regrette seulement que mes loisirs ne me permettent pas d'y assister souvent.

Tenus en France ou à l'étranger — peut-être mieux encore dans ce dernier cas (car, singulièrement défiants de nous-mêmes depuis trente ans, et quoique renfermés d'éducation et routiniers de tradition, nous sommes affriolés par ce qui vient d'au-delà nos frontières), les Congrès ont l'immense avantage de déterminer un courant multipersonnel d'idées, avec cependant un certain goût de terroir.

Ils constituent des agrégats momentanés d'individus de même fonctionnement, différenciés, il est vrai, mais dont les angles se sont adoucis par la connaissance et le contact, des organes intermittents, pour ainsi dire, à sécrétion très perfectionnée par rapport à la cellule unitaire, parce que cette sécrétion est le produit convergent et fusionné de toutes les unités composantes.

Aussi leur succès est-il de plus en plus grand surtout pour les congrès spéciaux à sujet bien limité. Tel celui de la tuberculose.

.·.

La dernière session de celui-ci vient d'avoir lieu à Londres ; elle a été fort intéressante. Aujourd'hui, je veux seulement signaler que le Congrès a adopté vis-à-vis de la tuberculose, non pas la déclaration obligatoire, mais *la recommandation de notification* aux autorités, ce qui n'est point du tout la même chose.

La déclaration obligatoire de la tuberculose imposée au médecin, devenu ainsi dénonciateur, sous menace du gendarme, telle qu'on veut la pratiquer en Allemagne, l'internement du tuberculeux dans le sanatorium-caserne, n'ayant rien de commun avec ce que nous appelons sanatorium ici, mais fonctionnant pour des ouvriers véritablement embrigadés, grâce à l'assurance obligatoire et aux retraites ouvrières, sont conceptions qui cadrent bien avec le caporalisme prussien, mais qui conviennent peu à l'individualisme anglais, lequel a davantage conscience et respect de la personne.

Il nous appartiendra de faire en France une judicieuse adaptation. Pour ma part, je préfère, ici du moins, la façon anglaise.

LA TUBERCULOSE ET LES GRANDS MAGASINS.

Il est maintenant avéré que la tuberculose est question d'ordre social : c'est donc dans cet ordre d'idées que nous sommes et serons, de plus en plus sans doute, amenés à en poursuivre la solution.

Guerre aux poussières : telle est la formule, presque subversive, il faut en convenir à notre époque, où, selon l'expression populaire, « faire de la poussière, jeter de la poudre aux yeux » semble au contraire l'idéal.

Il est vrai que l'or fut toujours essentiellement homicide.

Quoi qu'il en soit, MM. Brunon et Plicque, deux phtisiologues bien connus, ont appelé récemment l'attention sur un sanatorium-reposoir de 16 lits, fondé à Tourman par le directeur des magasins du Louvre pour son personnel, et rattaché à l'hospice Pereire, de Tourman.

Cet exemple mérite d'être suivi. Il n'est pas du reste pour surprendre de la part des magasins du Louvre quand on songe que le directeur, M. Honoré, est membre du conseil de surveillance de l'Assistance Publique, et qu'un des possesseurs de parts est M. le professeur Lannelongue, bien connu par ses travaux sur la tubercule osseuse et ses présentes recherches en collaboration avec le D' Achard sur la tuberculose des cobayes.

**

Le sanatorium de Tourman est donc louable, et j'ajoute, d'une bonne administration. Ainsi, il y a longtemps déjà que, sans comparaison, la Cie des Omnibus met au vert ses chevaux, lorsqu'ils sont surmenés.

Mais c'est insuffisant, car prévenir vaut mieux que guérir. Or, il faut le reconnaître, à l'heure présente, malgré les perfectionnements de la ventilation, la suppression des tapis et quelques autres précautions dans certains — le Louvre en particulier —, la plupart des grands magasins, surtout ceux de moindre développement, fournissent une morbidité et une mortalité phtisiques effrayantes parmi leurs employés, — à telle enseigne que ceux qui restent quelques années et échappent à la tuberculose sont presque l'exception. J'appelle même sur ce point l'attention des inspecteurs du travail et du jeune syndicat des employés.

C'est apparemment par ce que là se trouvent réalisés le confinement, le surpeuplement, le surmenage, et les poussières contagieuses.

.·.

Soulevées par les jupes traînées et balayeuses des visiteuses très nombreuses affolées du reste par les étalages, surtout au moment des expositions, ces poussières constituent un véritable danger pour toutes les personnes qui les respirent. On l'a vu au plus net, il y a quelques années, à propos d'une épidémie d'influenza des plus sévères : les médecins parisiens le savent bien — quoique les grands journaux, rendus muets par les concessions de publicité, n'en disent rien, naturellement.

Il y a danger pour les employés et pour les visiteurs, danger de rougeole, de scarlatine, variole, coqueluche, à l'occasion, même danger de *pneumonie pesteuse*, par les marchandises arrivées de Chine ou d'Inde.

Il y a danger public qu'il faut savoir.

Lors de l'épidémie d'influenza précitée, le préfet de police d'alors, dans une visite pour constater que les mesures de désinfection vis-à-vis des tapis d'Orient — lesquels avaient été incriminés comme sources du fléau — étaient suffisamment prises, aurait été frappé, dit-on, du nombre et de l'excellence de cette police particulière en redingote, dont il est d'autre part, peu de nous, Parisiens, qui ne connaissent quelque trafic, quelque erreur ou quelque drame — vraisemblablement en raison de la prime allouée pour chaque arrestation.

Il serait à souhaiter que l'hygiène fût aussi parfaite que la police dans les grands magasins ; ce leur serait pour le moins aussi lucratif et utile.

VARIÉTÉS

L'ENTR'AIDE MÉDICALE.

La médecine et les sciences naturelles ont décidément le vent en poupe.

Les officiels philosophes, néo-spinosistes et naturistes dénomment aujourd'hui psycho-physiologie et bio-sociologie, la psychologie et la morale de jadis. Ils fréquentent à l'École de médecine, dans les hôpitaux, modèlent leurs théories selon l'expérience.

L'axiome « ancilla philosophiæ scientia » est maintenant inverti.

Ils considèrent, dans l'organisme cité moderne, chaque profession spécialisée comme constituant un véritable organe ou viscère, formé par un agrégat de cellules-individus, tous synergiques pour exécuter leur fonction et par conséquent solidaires et interdépendants.

Notre fonction à nous parenchyme médical c'est apparemment la santé publique.

Un pareil système a du moins l'avantage d'être moins nuageux que bien de ses devanciers ; de plus, par sa dominante de synergie et de solidarité, il explique et propage les idées d'entr'aide et de confraternité complémentaires de celle de contagion, qui nous est, celle-là, scientifiquement démontrée...

∴

Il faut reconnaître que nous, médecins, nous nous sommes longtemps contentés du mot confraternité sans la chose — il nous suffisait de discourir médecine ou charité dans nos Sociétés. Le praticien, d'ordinaire peu pratique, oubliait trop facilement, dans son contact journalier avec la mort, que l'homme est un animal organiquement contraint à la prévoyance.

Les temps sont changés et les œuvres de solidarité médicale se multiplient tous les jours (syndicats, associations, etc.).

A notre époque de suffrage universel, mortelle pour l'isolé, et d'oppression toujours grandissante par l'État ogre — non moins que de maigreur médicale — elles réconfortent l'individu, et le rassurent contre les risques d'incapacité de travail temporaire ou définitive.

Parmi toutes ces œuvres, l'association médicale mutuelle du département de la Seine, fondée par l'excellent homme que fut Lagoguey est une des plus intéressantes.

Elle donne 10 fr. par jour à ses adhérents malades et a 250.000 fr. en caisse, cela par parenthèse va peut-être permettre d'indemniser dorénavant ses administrateurs. Ce qui serait logique.

En attendant, je viens de lire, et c'est pourquoi j'en parle, que le bureau : MM. Rondeau, Decoust, Signez et Fissiaux, avaient été médaillés par le Ministre de l'intérieur.

Ils le méritent pleinement et je les en félicite.

PRUD'HOMMES ET MÉDECINS.

Je lisais dernièrement que jadis en Provence et du temps du bon roi René, il existait un procédé bien simple et peu coûteux pour juger les différends entre membres de la corporation des pêcheurs de Marseille.

Au premier dimanche, l'appelant déposait dans une boîte sa plainte et deux sous — les prud'hommes pêcheurs, au nombre de trois élus par la corporation, se trouvaient avisés et citaient aussitôt devant eux l'incriminé.

Celui-ci devait comparaître le dimanche suivant devant les juges professionnels, et avant d'être entendu il donnait également deux sous, c'était là, avec ceux de son adversaire, les seuls frais du jugement.

La sentence était rendue sans appel : les bateaux et appareils de pêche étaient la caution.

Telle serait l'origine des actuels prud'hommes.

*
* *

On connaît le fonctionnement de ceux-ci. On sait que, élus par la corporation, ils sont destinés à accommoder et au besoin à juger les litiges et différends entre employeurs et ouvriers. Le tribunal de commerce forme tribunal d'appel. Au reste, tout jugement qui vient des prud'hommes est très habituellement confirmé.

Je lisais et je disais en moi-même :

Quel dommage qu'il n'existe pas quelque chose d'analogue pour nous médecins ! — Combien de frais de justice, que de longues et ennuyeuses procédures alors épargnées.

Comme le médecin, toujours tenu, dans ses explications à la barre, par le secret professionnel, serait mieux compris par des confrères prud'hommes ou arbitres (le nom m'est égal) qui n'en seraient que plus sévères parfois : au lieu que maintenant — le magistrat, toujours pressé, ne peut s'attarder à l'expertise, si elle est demandée ; il juge et réduit, par habituel principe, le médecin comme les couturiers.

Beaucoup en ont fait l'expérience. On va me répondre que les conseils de famille des sociétés, les bureaux des syndicats (*quorum pars fui*) arrangent déjà bien des litiges et discussions.

Oui ; — mais en trop petit nombre ; — car le public l'ignore ; — car tous les médecins ne sont pas membres de sociétés et enfin parce qu'il n'y a pas de sanction ni d'étiquette officielle.

Or, dans notre France républicaine, seulement en façade, — c'est toujours cette étiquette qui nous régente.

LA DÉPOPULATION FRANÇAISE.

La population de la France était en 1891 de 38,343,192 habitants.

L'augmentation moyenne par année de 1886 à 1891 a été de 24,858 habitants. Au reste, cette augmentation diminue d'une manière continue, elle menace de devenir nulle, malgré l'immigration étrangère plus considérable en France qu'en aucun pays d'Europe et plus importante aujourd'hui qu'à aucune autre époque.

L'excédent des décès sur les naissances était en 1890, de 38,446 : en 1891, de 10,505 : en 1892, de 20,011.

En 1893, l'excédent des naissances sur les décès a été de 7,146 naissances.

La population française était à l'ensemble de la population européenne :

Sous Louis XIV (non compris la Russie) 38 % ; en 1789, 27 % ; en 1815, 20 % : en 1891, 13 %.

Le temps des chevauchées épiques, qui nous ont valu la gloire, Poitiers, Crécy,

Azincourt, Malplaquet, Waterloo et Sedan semble donc passé. Nous ne pouvons même plus guère espérer résister à des coalitions, car si l'Europe entière se coalisait contre la France la proportion serait 87 contre 13, écrasante.

Si la France avait seulement contre elle les nations de la Triple-Alliance : Allemagne, Autriche-Hongrie, Italie, sa population ne représenterait encore que 24 % des populations prenant part à la guerre.

Les causes de cet état, qui devrait rendre notre politique singulièrement pacifique et pas coloniale, tiennent à la diminution des mariages et à l'émigration des campagnes vers la ville, si bien que la France vient au dernier rang comme coefficient de natalité — à la campagne plus encore qu'à la ville — puisque le taux de la natalité pour l'ensemble de la population était en 1891 de 22,5 pour 1000 et de 20,7 pour 1000 seulement pour la population rurale (communes au dessous de 2,000 habitants).

Sur la natalité, le médecin et l'hygiène ne peuvent guère, sauf un peu par la puériculture intra-utérine.

Autre chose est pour la mortalité. Celle-ci

dépend de l'hygiène publique et privée. En France, cette mortalité est de 22 pour 1000, et en Angleterre seulement de 19 pour 1000.

Ici le médecin peut et doit faire sentir son action sur l'individu et pour l'hygiène publique ou privée dans les différentes assemblées municipales, départementales ou nationales dont il fait partie. Il y en a. Ses connaissances spéciales l'y poussent, il peut y rendre autant de services qu'en s'occupant de questions agricoles, financières ou coloniales.

Aussi je tiens à féliciter les sénateurs médecins qui ont pris la parole à propos de l'épidémie typhoïde des dragons de Lure.

Ils ont dit beaucoup de bonnes choses, mais surtout ils se sont affirmés hygiénistes et médecins : on leur en a su gré et fait bon accueil.

Simple remarque : on a rappelé aussi au Sénat qu'il y avait un projet de loi sur la santé publique, voté d'urgence par la Chambre des députés le 27 juin 1894, qui attend encore son tour de discussion.

Parfait, mais pas trop de nouveaux fonctionnaires, n'est-ce pas, nous en sommes déjà vermoulus.

LES MÉDICAMENTS ET MÉDICATIONS NOUVELLES. — SOYONS PRUDENTS.

Récemment, un pharmacien, comparant devant moi le mode actuel d'administrer les médicaments avec la façon d'agir d'il y a vingt ans, remarquait que les doses étaient maintenant plus massives et plus fortes. C'est ainsi, disait-il, que 0 gr. 50 centigr. de sulfate de quinine aujourd'hui couramment prescrits constituaient alors une dose « retour des colonies ». C'est vrai et j'ajouterai c'est logique ; car dans une société tout se tient, en médecine comme par ailleurs.

Aujourd'hui, il faut aller fort et vite.

D'où la nécessité d'un outillage formidable et de médicaments héroïques, armes d'une très grande puissance, qui par cela même doivent être maniées avec la plus grande prudence et seulement quand les preuves sont faites.

Témoin l'acétate de thallium.

Ce sel surgit il y a plusieurs mois comme médicament spécifique des sueurs profuses,

produisant accessoirement la chute du système pileux à la dose de 5 à 10 centigrammes
par jour.

En juin dernier, il est vrai, un rapport à
l'Académie de médecine en déconseillait l'emploi à cause de l'action nerveuse et de la dé-
calvation causée.

Toujours est-il que, dans l'intervalle, l'acétate de thallium fut employé et des malades
épilés. Un cas a été présenté dernièrement à
la Société de dermatologie. On prétend que
les cheveux repoussent par la suite plus den-
ses et plus durs ; il n'en est pas moins vrai
que pour le présent c'est l'épilation générale.

Jugez de l'effet ! Quel prétexte pour ne point
payer son médecin et pour crier à la médecine de cheval ! Un médicament capable de
rendre chauve en quelques jours.

Ceci mérite qu'on s'y arrête.

D'autant mieux, que par ce temps de toujours nouveaux sérums, et médicaments en
ol, en *al* ou *ine*, — aussi bien que de suspicion envers le médecin — on ne saurait être
trop sur la réserve.

Soyons prudents.

L'ACTION MÉDICALE.

Dernièrement, le Syndicat des Médecins de la Seine conviait à dîner les députés et sénateurs médecins. Comme syndiqué, j'assistais à cette manifestation professionnelle.

On y a toasté, selon la coutume, et décidé en principe la formation d'une Commission inter-syndico-parlementaire destinée à préparer et à faire aboutir, si possible, les réformes que nous demandons (Exercice de la médecine par les étrangers, Question des patentes, Assistance médicale gratuite, Loi sur les accidents du travail..., etc).

Ce n'est pas assez.

Récemment, le Conseil municipal de Paris réduisait le service médical municipal et ramenait la dépense de 40.000 fr. à 23.000. Quelle économie pour un budget de 300 millions ! Plusieurs confrères se virent purement et simplement congédiés. Comme un des plus anciens, de qui je tiens la chose, faisait remarquer au préfet cette désinvolture, en disant qu'on y mettait plus de formes pour des balayeurs : « *C'est vrai*, répondit le dignitaire, *mais ils se tiennent eux.* »

À ce banquet, un des députés présents nous a lu une lettre expliquant comment, dans l'infanterie de marine, mise en péril, semble-t-il, par de nouvelles dispositions, des officiers s'étaient engagés à écrire individuellement à tous les représentants du peuple qu'ils pouvaient connaître, afin d'éviter ce péril.

Le susdit député conseillait cet exemple aux médecins : mais habitués au sacrifice, timides et trop oublieux de nous-mêmes, nous n'utilisons pas notre force. D'autre part, certains de nos confrères du Parlement, de cœur avec nous, craignent d'être dits orfèvres à discourir médecine ou hygiène, c'est-à-dire à parler de ce qu'ils savent bien. Ils ont tort, selon moi.

Au reste, les temps sont durs, il faut agir.

Pour ce qui est d'intérêt professionnel général, d'ordre parlementaire, que l'Union des Syndicats, que les Syndicats locaux synergiques, n'hésitent pas à intervenir corporativement et à faire intervenir leurs adhérents individuellement auprès de *tous les députés et sénateurs.*

Pour les questions d'ordre municipal, cantonal ou départemental, c'est sur *tout le Conseil municipal ou général* qu'il faut peser individuellement et en corps.

On nous écoutera vite, soyez-en sûrs, car nous sommes de puissants électeurs, et les confrères, qui ne manquent point dans toutes les diverses Assemblées, voyant que nous marchons, en bons représentants, nous suivront.

LE SUBLIMÉ ET LES SAGES-FEMMES.

J'ai demandé la parole, à propos de la très intéressante communication du D⁽ʳ⁾ Le Clerc pour présenter à la Société quelques remarques relatives à l'emploi du sublimé en obstétrique.

J'ai moi-même publié, en 1887, dans la *Gazette médicale*, une observation — qui a été reprise dans la thèse de notre collègue le D⁽ʳ⁾ Sébillotte — de mort par intoxication sublimique dans les suites de couches.

Tout dernièrement encore, j'apprenais la mort, en Italie, d'une malade que j'avais eu l'honneur de voir auparavant à Paris, en consultation avec notre Président.

Cette personne a succombé à Naples, aux suites, m'a-t-on dit, d'une intoxication par le sublimé, huit jours environ après un curettage nécessité par la rétention du placenta d'une fausse couche.

Entre ces deux cas extrêmes qui appartiennent au martyrologe du sublimé, j'ai dans ma pratique quelques faits bien moins graves, mais toujours inquiétants.

Il n'est pas question, bien entendu, de nier ici le pouvoir antiseptique du sublimé ou de le proscrire des accouchements. Nous avons en lui une arme excellente, mais singulièrement lourde et dangereuse à manier.

En dehors de lui, nous possédons aussi beaucoup d'autres antiseptiques bien moins dangereux et néanmoins efficaces. Je citerai seulement ici le formol et l'eau oxygénée, cette dernière pour dire en passant que je l'ai un moment employée il y a quelques années et vivement abandonnée, car j'ai noté une certaine coïncidence entre trois cas de phlébite, limitée, il est vrai, et l'usage de cet antiseptique pendant l'accouchement ou ses suites.

Or, l'Académie de médecine, en 1890, a prescrit aux sages-femmes d'employer exclusivement des paquets de sublimé. N'y a-t-il pas là un danger ? D'autre part, qui peut le plus doit pouvoir le moins ; je désirerais donc, pour ma part que l'usage des autres antiseptiques soit permis aux sages-femmes, qu'on continue même à leur laisser le sublimé, mais en les avertissant de ses périls.

J'ajoute que je verrais avec grand plaisir ceux de nos collègues qui font partie de l'Académie de médecine transmettre à cette savante Compagnie l'avis de la Société d'obstétrique de Paris, lequel avis, comme de raison, ne serait donné qu'après étude complète.

En agissant ainsi, la Société d'obstétrique de Paris, ferait, à mon sens, œuvre utile et bonne.

(Extrait de la Société d'Obstétrique de Paris), séance de décembre 1898.

LA QUESTION DU VIN (1).

Puisque l'alcool est un poison, buvez du vin — disent les marchands — les méchants seuls sont buveurs d'eau.

Néanmoins la mode s'est mise à ne plus boire de vin. Les susdits marchands nous accusent de cette mode ; les médecins sont contre nous, disent-ils ; et, ils nous envoient visiter et catéchiser par leurs commis-voyageurs.

Ils perdent leur temps.

Le médecin est devenu *hydrophile* ; et les restaurateurs apprécient particulièrement nos banquets qui leur permettent de réaliser de sérieuses économies sur les vins. D'autre part, demandez à nos clients qui s'abstiennent de vin et se contentent, à la mode anglaise, de quelques gouttes de cognac dans de l'eau, de thé léger, ou même d'eau pure, ils vous répondront s'en très bien trouver, et ajouteront être prêts à continuer.

Le vin est en danger.

Il y a là, quoi qu'on dise, autre chose qu'une

(1) *Journal de médecine de Paris*, 1899, n° 9.

question de mode. Et d'abord, la terre comme la race de France est vieille : pour replanter la vigne phylloxérée, il faut de l'engrais chimique, du plant américain ; il faut ensuite sulfater et soufrer, etc.; par ces diverses opérations, le vin a pu se trouver changé.

La vraie cause est ailleurs cependant ; chacun sait maintenant que le vin, sauf exceptions rares, n'est plus le naturel jus de la vigne ; il est coupé, essencié, coloré, sucré, mouillé, plâtré..., etc.; fabriqué avec du raisin sec, voire même de toutes pièces (1).

A considérer ces choses, on peut juger que ce n'est plus une culture, mais une industrie, au grand dommage de la santé publique.

Dans ces conditions, il appartient au médecin de prévenir l'opinion et de dénoncer le péril du vin. Et voilà pourquoi, forts des résultats obtenus, nous engageons nos clients à boire de l'eau, ou tout au moins à en noyer leur vin.

(1) Depuis ces dernières années, grâce à la surproduction, le prix du vin s'est abaissé; il y a donc moins de raison pour le falsifier.

LES COURS PAYANTS A L'ÉCOLE DE MÉDECINE.

Des cours payants, c'est-à-dire rétribués directement par les élèves au professeur, fonctionnent à la Faculté de médecine pour la médecine opératoire et la bactériologie.

Je souhaite qu'on les multiplie, car l'enseignement magistral n'existe pour ainsi dire pas à la Faculté où on examine plus qu'on y professe.

Il ne saurait, bien entendu, être question de copier ici l'Allemagne où les conditions sont toutes différentes.

En effet, grâce à la conservation de l'esprit régional et à de multiples centres universitaires, le professeur allemand, fixé dans sa petite ville où les besoins de la vie sont de peu, logé dans son institut et vivant parmi ses élèves — le professeur allemand, dis-je, ne se doit comparer avec nos sommités parisiennes, vouées aux œuvres et aux pompes mondaines, à qui la réussite impose la fortune et un excellent cuisinier.

Les cours payants sont utiles et doivent réussir : l'Institut Pasteur dont l'enseignement a fait école dans le monde entier en est une preuve magnifique.

Mais les cours payants — c'est l'action, c'est le mouvement, d'autre part c'est la concurrence, le stimulus ; la vieille dame qu'est l'Ecole de Médecine consentira-t-elle à se laisser aiguillonner ainsi ?

N. B. — Cette année 1902 cependant, on doit signaler et applaudir l'apparition de cours payants de vacances. C'est un commencement.

L'ACTION DES SOCIÉTÉS MÉDICALES.

Voici les Sociétés médicales qui s'éveillent.

C'est la Société des médecins de théâtre, qui, à l'occasion de la dernière ordonnance du préfet de police, demande que l'hygiène soit spécialement représentée à la commission des théâtres par un médecin délégué. Pour cette fois gain de cause n'a pas été obtenu. Mais la question reviendra, car elle s'impose. — Il nous semble, en effet, que les précautions pour l'hygiène sont au moins aussi utiles et d'usage plus courant au théâtre que celles contre le feu, lequel est heureusement bien plus rare que l'influenza et les pneumonies par exemple.

C'est la Société médicale du VIII⁰ arrondissement qui demande, dans un ordre du jour motivé, la conservation du square Delaborde, un des rares îlots d'oxygène parisiens.

C'est la Société médicale du XV⁰ arrondissement qui poursuit et obtient une condamnation pour exercice illégal de la médecine.

C'est la Société médico-chirurgicale qui, à

propos de la dernière influenza, envoie au préfet de la Seine des conclusions pour demander l'arrosage mieux fait, l'établissement et l'exécution de prescriptions relatives aux poussières dans les voies et endroits publics, spécialement les théâtres. Le préfet n'ayant pas encore répondu, de nouvelles démarches vont être faites auprès de lui.

C'est enfin la Société du IX⁰ arrondissement, la plus vivante peut-être de Paris à l'heure actuelle, qui prend une initiative tout à fait recommandable et vient d'inaugurer le 29 mai dernier, à la grande salle des fêtes de sa mairie, une conférence extra-médicale sur un sujet de salubrité publique.

Voilà celles que je sais, il en est d'autres sans doute. Tant mieux. Il est bon de se réunir pour parler et banqueter, mais se manifester au dehors est encore mieux.

A PROPOS DE L'ÉLECTION D'UN DÉLÉGUÉ DES SYNDICATS MÉDICAUX AU CONSEIL SUPÉRIEUR DE LA MUTUALITÉ.

Les syndicats médicaux avaient à élire, dimanche, leur représentant au Conseil supérieur de la Mutualité.

L'élection, selon le décret ministériel, aurait dû avoir lieu le 9 juillet. Mais les délégués électeurs qui se présentèrent à cette date à l'Hôtel de Ville trouvèrent porte close et apprirent seulement du concierge que la cérémonie était remise à quinzaine.

Pour l'établissement de ce scrutin, notable précédent administratif, trois administrations avaient collaboré.

Le *Ministère de l'Intérieur*, en imaginant le mode, la manière de procéder, pas banale, je vous assure et peu moderne, on s'en apercevra sans doute au dépouillement.

La *Préfecture de police* avait fourni très approximativement, selon le mode habituel de ses renseignements, le nom, l'adresse des syndicats, ainsi que le nombre des syndiqués.

La *Préfecture de la Seine*, secouée pour une fois de sa lente et coutumière prudence, devait s'informer des délégués, les prévenir, régler et surveiller le scrutin.

C'était là, il faut le reconnaître, chose nouvelle ; de fait, je n'ai encore jamais vu comparable élection.

Le 16 juillet déjà, comme délégués de l'Association Lagoguey, nous avions une feuille électorale : mais il n'y avait pas de liste nominative des délégués. Jugez du contrôle !

Le 23, comme délégué du Syndicat des médecins de la Seine, je votais sans feuille, mais cette fois il y avait une liste nominative des délégués.

D'autre part, notre étonnement ne fut pas mince quand nous vîmes figurer sur cette liste des délégués de Syndicats de dentistes et de sages-femmes, n'ayant aucun rapport, par conséquent, avec les Syndicats médicaux dont il s'agissait d'élire le représentant.

Comme Président de la Commission de la Mutualité à l'Union des Syndicats médicaux de France, comme délégué à la Ligue de la Prévoyance et de la Mutualité, j'ai assisté à la genèse du Conseil supérieur de la Mutualité.

J'ai pu connaître, en particulier, comment les *syndicats médicaux*, seuls en cause, ont obtenu d'y avoir un représentant.

La lettre et l'esprit de la loi, comme du décret ministériel, ont été faussés, les syndicats médicaux proprement dits, c'est-à-dire les syndicats de médecins, doivent seuls participer à l'élection de leur représentant au Conseil supérieur de la Mutualité.

C'est dans cette pensée que, conjointement avec un collègue délégué, nous avons adressé au président, D' Comby, scrutateur désigné, une protestation, pour être communiquée à qui de droit.

Cette protestation, nous avons demandé à la développer et défendre devant le conseil d'administration du Syndicat des médecins de la Seine et l'Union des Syndicats médicaux de France.

L'ÉLECTION DU DÉLÉGUÉ DES SYNDICATS MÉDICAUX AU CONSEIL SUPÉRIEUR DE LA MUTUALITÉ.

J'ai adressé au ministre de l'Intérieur la protestation pour le principe et contre la participation des syndicats de dentistes et des sages-femmes à l'élection du délégué des syndicats médicaux au Conseil supérieur de la Mutualité.

Je n'ai et je tiens à le déclarer aucune intention offensante à l'égard des dentistes ou des sages-femmes, que j'estime au contraire grandement ainsi qu'ils ou elles le méritent.

Cette protestation a été approuvée par le Conseil d'administration du Syndicat des médecins de la Seine, et par le Comité de permanence de l'Union des Syndicats médicaux de France.

Nous y sommes tous convaincus que le Conseil d'Etat définira les syndicats médicaux — ce qu'ils sont en réalité — c'est-à-dire exclusivement les syndicats constitués par des médecins.

Au reste, l'interprétation singulière donnée par l'administration au vocable « syndicat médical » n'est pas la seule des bizarreries de cette élection.

J'en ai déjà signalé plusieurs ; en voici encore une :

Notre bulletin de vote était renfermé dans une enveloppe blanche, laquelle était elle-même contenue dans une grande enveloppe préfectorale qui devait porter en suscription la dénomination du syndicat avec la signature du délégué. Que devient, dans ces conditions, je le demande, le secret du vote, si nécessaire, surtout en province, pour éviter les jalousies et les rancunes électorales.

Tout au moins, puisqu'on adoptait le mode de scrutin signé, pouvait-on faire *voter par correspondance* et éviter ainsi bien des dérangements aux électeurs. En faisant adresser le vote au ministère de l'intérieur directement, on corrigeait en partie les influences locales, et on eût évité la lenteur et l'embrouillamini extraordinaire du dépouillement.

N. B. — Les avocats au Conseil d'Etat, conseils de l'Union des syndicats et du Syndicat, furent d'avis que la dénomination syndicat médical s'appliquait à toutes les professions médicales : dentistes, sages-femmes, etc., et non aux seuls médecins : l'affaire fut donc abandonnée.

UN VOYAGE D'ÉTUDES MÉDICALES AUX EAUX MINÉRALES.

Nous étions dernièrement une centaine de médecins étrangers ou français, pilotés par le Dr Carron de la Carrière, enseignés par le professeur Landouzy, à faire un voyage d'études parmi les principales stations thermales de l'Auvergne, du Bourbonnais et du Nivernais.

Nous avons appris et vu bien des choses — y compris des moines fabricants de bière, un vieux général propriétaire d'eaux minérales, un médecin « jeunesse royaliste », etc.

J'y reviendrai par la suite — aujourd'hui, je tiens à témoigner comment nous avons été accueillis, je devrais dire *fêtés*, spécialement par nos confrères des stations thermales.

A part la fatigue de déplacements forcément précipités, et parfois trop matinaux (*je trouve odieux le traitement hydrominéral dès 4 heures du matin*), à part les festins qui faisaient comparer notre excursion à une tournée de conseil de révision par un ex-commandant, étudiant en médecine et faisant partie de la caravane — nous avons fait un voyage utile et des plus agréables, qui sera profitable aux stations dont nous avons entrevu la richesse et l'efficacité.

La question a son importance à cette époque où l'Allemand se targue de nous écraser sur ce terrain comme par ailleurs.

Il n'y a plus guère de batailles au canon — mais la lutte pour la gloire scientifique et le bien de l'humanité est universelle et de tous les jours — nous médecins devons y tenir l'avant-garde.

A ce point de vue, les organisateurs de cette originale et primesautière manifestation de *l'esprit scientifique nouveau* ont fait du patriotisme et du meilleur, comme il faudrait en faire dans tous les Congrès.

Je félicite le D' Carron, le prof. Landouzy, et les membres du Comité de patronage qui sont cependant demeurés invisibles.

LE CONGRÈS DE CHIRURGIE.

J'aime la chirurgie. J'ai donc fait, cette année, comme les précédentes, ma petite visite au congrès de chirurgie. C'est une occasion de revoir quelques amis de province ou de l'étranger qui profitent de la circonstance pour venir se « *retremper* » à Paris, et d'entendre des communications, quelques-unes intéressantes — c'est rare —, la plupart seulement réclamesques sous couleur de statistique.

Les congrès ont du bon. Ils constituent une tribune libre, une sorte de consultation, parfois même de confrontation devant l'opinion du public médical. Celui-ci admire les vrais savants, mais n'aime guère les mandarins qui le sentent et s'esquivent : c'est pourquoi beaucoup de nos maîtres parisiens ont coutume d'y briller par leur absence.

J'ai entendu beaucoup de paroles et j'ai vu des filaments de tendons de rennes montrés pour fils à sutures, et à titre de curieuse originalité, dans une communication qui n'en présentait guère.

J'ai vu les champions de l'angiotripsie se tendre et se donner la main du bout des doigts.

Je comptais y voir de la cinématographie, mais la salle des séances ne s'y prête pas, paraît-il, ce qui est fâcheux.

Je causais de toutes ces choses en revenant avec un ami étranger à la médecine. Lui disait : l'or des lourds fauteuils empire, la pourpre et l'écarlate des tentures — sang et or, remarquait-il, les couleurs de la chirurgie — qui décorent l'amphithéâtre et cachent les pauvres, mais honnêtes bancs de l'école — et je comparais en moi-même ce somptueux apparat du congrès de chirurgie à la modestie de son synchrone cousin d'Urologie — qui fait cependant de l'utile besogne.

BRAVO ! LES LYONNAIS.

Un de nos fabricants parisiens d'instruments de chirurgie, et non des moindres, placé, par conséquent, pour bien connaître les choses, me disait dernièrement que s'il avait un fils désirant étudier la médecine, il l'enverrait à Lyon.

Dans le même ordre d'idées, la statistique du ministère de l'intérieur montre qu'on meurt proportionnellement moins dans les hôpitaux de Lyon que dans ceux de Paris (10 % au lieu de 11 %). Est-ce de la faute de cette fameuse administration des hospices dont les Lyonnais sont si fiers, ou plus spécialement du mode de fonctionnement du service médical hospitalier dont les membres choisis après concours ne sont pas nommés à vie, comme à Paris, mais seulement à temps et pour 15 ans.

Quoi qu'il en soit, les Lyonnais sont orgueilleux, et à juste titre, ainsi qu'il semble, de leur École de Médecine et de leurs hôpitaux.

Le Maire de Lyon est du reste un médecin (1).

* *

Mais je tiens surtout à faire remarquer les faits suivants :

Il existe au Nord de la région lyonnaise un pays d'étangs et de marais, la Dombes, dont depuis 1863 il a été défriché environ 11.000 hectares au grand avantage de la santé des habitants. Or, M. Bérard, député, demande, « sous prétexte que l'étang n'est pas malsain, et que ce n'est pas lui qui provoque la fièvre typhoïde », la remise en eaux des étangs supprimés.

Après une discussion fort intéressante que j'engage à lire (*Echo médical de Lyon*, 1889, page 130 et suiv.), la Société nationale de médecine de Lyon a adopté les conclusions suivantes :

La Société nationale de médecine de Lyon, considérant :

Que la présence des étangs est liée partout au développement de la fièvre intermittente.

Que les travaux scientifiques accomplis dans ces dernières années expliquent les relations étiologiques :

(1) Le Dr Augagneur.

Que dans la Dombe particulièrement, la suppression d'un grand nombre d'étangs a amélioré considérablement l'état sanitaire des populations et fait disparaître ou diminué dans une très forte proportion la fièvre intermittente ;

Que l'on ne peut imputer cette importante amélioration exclusivement aux changements apportés au logement, au vêtement et à la nourriture ;

Que ses convictions se sont encore fortifiées depuis 1840, époque où elle avait déjà l'occasion d'étudier la situation hygiénique de la Dombe ;

Que les faits précités sont sur le point d'être méconnus au détriment de l'hygiène de la population de toute une région ;

Émet énergiquement le vœu :

1° Que les étangs desséchés dans la Dombe ne soient pas remis en eau ;

2° Que l'assainissement de la Dombe soit au contraire poursuivi systématiquement par la suppression progressive des étangs subsistants.

Ces conclusions sont adoptées à l'unanimité moins trois voix.

Mais, dira-t-on, c'est là de la politique !

Parfaitement, et même de la bonne, de la vraie, la politique de l'hygiène, c'est-à-dire de la vie, plus utile encore que celle de la bourse, dans un pays qui comme le nôtre se dépeuple (les listes de la conscription sont cette année en déficit de 23.000 individus).

Bravo, les Lyonnais !

CHIRURGIE HOMŒOPATHIQUE.

La Société médico-chirurgicale, dont j'ai l'honneur de faire partie, vient d'élire parmi ses membres un chirurgien consultant de l'hôpital homœopathique Saint-Jacques.

En allopathie, comme en homœopathie, a dit en substance le rapporteur moral, la chirurgie est univoque ; il n'y a donc nul mauvais vernis à la pratiquer dans les hôpitaux homœopathiques — Messieurs Polaillon, Berger et Lebec en sont des exemples.

Je crois, comme ce rapporteur, que les homœopathes opèrent chirurgicalement et même obstétricalement non autrement que nous. Je crois, en outre, qu'à les fréquenter on doit en contracter une déteinte — homœopathique ; j'ai donc voté pour le susdit consultant et j'irai plus loin.

Du reste, l'ostracisme n'est plus de notre temps, nous sommes devenus trop sceptiques. Excommunication ne vaut plus ; on crie, mais on discute.

L'homœopathie est un système, avec ses indications, sans doute, puisque centenaire, elle vit depuis Hahnemann, avec aussi son insuffisance et ses inconvénients comme les autres systèmes.

Quoi qu'il en soit, ce système nous sera utile à connaître et à discuter, et les médecins homœopathes convaincus (je suis sûr qu'il y en a), les seuls qui nous intéressent ici, doivent avoir à cœur de propager leurs doctrines. La discussion dans les Sociétés médicales leur en fournirait les moyens — et je crois qu'à l'heure présente, des individualités respectables leur en ouvriraient l'accès.

Un de nos professeurs bien connu, il est vrai, lui aussi, par son esprit de système, ne disait-il pas à l'un d'eux, durant une consultation.

« Nous nous entendrions facilement s'il n'y avait pas de galerie. »

La galerie, Monsieur le professeur, est éclectique et libérale.

UNE MUTUELLE MÉDICALE DÉCÈS.

Une discussion fort intéressante vient d'avoir lieu à la Société médicale du IXe Arrondissement, au sujet d'un projet du Dr Belières d'assistance mutuelle après décès.

Laissé facultatif pour les membres de ladite Société, ce projet consistait en un versement de 5 francs obligatoire pour chacun des groupés lors du décès d'un participant. La somme de ces versements était alors avancée par la caisse et remise immédiatement aux ayants droit du décédé.

Le sentiment était généreux, l'exécution simple ; mais le total versé était peu élevé, la cotisation annuelle forcément variable, sans garantie pour l'avenir. De plus, cette sorte de quête au tour de chapeau, selon l'expression anglaise, implique un caractère secourable de charité que n'aime pas le médecin, fier et indépendant de sa nature et par profession.

Concurremment, le Dr Despagnet, recommandait à la Société la constitution d'une

14

Société parallèle d'assurance mutuelle décès ou funérailles au capital individuel de 1.000 fr., à la Caisse nationale des retraites. Ce mode d'assurance est, on le sait, onéreux à l'État et par conséquent favorable aux mutualistes assurés. Pourquoi les médecins ne seraient-ils pas de ceux-ci ? Le capital assuré était fixe, la garantie certaine, la prime variable, il est vrai, mais dans des limites restreintes.

Les deux projets avaient été étudiés avec grand soin par une commission dont le rapport concluait en faveur du projet Belières. Aucun d'eux cependant ne fut adopté.

Limités à et dans la Société du IX° Arrondissement, tous deux, en effet, avaient pour résultat d'y créer un groupement secondaire, ce qui est toujours fâcheux, ou obligaient à augmenter la cotisation, ce qui est intempestif et toujours nuisible pour le recrutement. La somme allouée était minime, non supérieure, si même égale, au quantum que peut fournir à l'occasion et discrètement la Caisse de la Société du IX°.

L'idée est bonne cependant et mérite d'être appliquée, en particulier l'idée de l'assurance mutuelle médicale, peut-être même d'une mutuelle médicale vie avec toutes les combinaisons en usage — à côté mais en dehors des sociétés d'arrondissement, qui sont et doivent rester scientifiques et professionnelles.

Il est certain que le médecin amasse de moins en moins, et que la prévoyance, l'assurance pour les siens et *lui-même* s'impose maintenant comme un devoir.

Il est certain, d'autre part — l'Association Lagoguey, la Caisse des retraites du D' Delefosse, en témoignent, — qu'une mutuelle médicale est viable et vivace. Le noyau — le cristal premier, ainsi qu'on l'a dit, se trouvera peut-être parmi les membres de la Société du IX°. Mais à chacun sa tâche.

Et voilà pourquoi les membres de la Commission d'études doivent être remerciés, félicités, mais voilà pourquoi, sans doute, la Société médicale du IX° Arrondissement a écarté leurs projets de sa République tout en les couronnant de fleurs.

LES CONGRÈS DE MÉDECINE PENDANT L'EXPOSITION.

Un correspondant d'un important journal de médecine américain qui signe « Spectator » écrivait récemment de Paris à son journal un article où notre médecine parisienne était crossée d'importance.

Il y disait la descente et la diminution de notre enseignement médical par comparaison au temps des Trousseau et des Nélaton, prétendant que nos hôpitaux ne sont pas à voir, que la médecine, comme le reste en France, sommole dans la routine administrative. Pour apprendre la médecine, les Américains devraient aller à Vienne ou à Berlin : à Paris, il n'y a à voir que l'Institut Pasteur.

« Spectator » met aussi ses compatriotes en garde contre le vernis de la politesse française tout à fait trompeur selon lui, et pour éclairer sur le fond, il cite l'exemple d'une dame anglaise à qui, dans la rue, il vit un voyou tenter d'arracher le chapeau.

La critique est plus profitable que la

louange : à ce point de vue nous devons re-
mercier « Spectator ».

Certains penseront sans doute qu'il y a des
voyous dans tous les pays, même en Amérique, et que notre confrère américain aurait
pu s'interposer : j'ajouterai même, qu'à mon
avis, la femme en général, à Paris, n'est pas
assez défendue suivant le principe de nos lois
et règlements napoléoniens qui sont toujours
contre le faible.

Je suis aussi de son avis quant à l'Institut
Pasteur, dont la visite à elle seule, ce semble,
vaut, pour un médecin étranger, qu'il vienne
à l'Exposition.

Il y a même bien d'autre chose à voir en
médecine — administrative ou libre — et
notre confrère paraît le savoir, car, il est, dit-
on, à Paris, depuis plusieurs mois déjà et
cependant, comme ses compatriotes, il ne
doit pas aimer perdre son temps.

**

Au surplus, l'opinion de « Spectator » est
encore plus flatteuse pour nous que celle de
bien des étrangers. En effet, quoi que nous
en pensions dans notre ignorance, sortant

peu de chez nous, nous sommes, pour la médecine, mal jugés au dehors.

Notre littérature médicale y est peu répandue, par la faute, un peu aussi, de nos libraires, et grâce à notre singulière parade de bibliographie exotique au mépris de la nôtre, souvent traitée de démarquage.

Dans les Congrès internationaux, nous sommes peu nombreux et ceux qui y vont brillent généralement par leur absence aux séances. Chacun sait notre posture plutôt inférieure au Congrès de Moscou, chez nos amis les Russes, en comparaison avec les Allemands qui eux, viennent et donnent par gros bataillons ; nous allons en avoir incessamment la preuve.

Ces Congrès internationaux sont cependant nos batailles scientifiques, moins déplorables et tintamarresques que les guerrières mais ayant, elles aussi, leur valeur : les éditeurs, les marchands d'instruments, les professeurs, les médecins des cosmopolites riches, etc..., le disent bien.

L'hégémonie scientifique, elle aussi, a ses avantages et sa gloire.

Faisons-nous donc inscrire au moins à nos deux Congrès de médecine professionnelle si importante pour le praticien, et de médecine générale.

Allons-y ; assistons aux séances en y tenant notre place, afin d'éviter que les étrangers, qui déjà s'organisent et se préparent à arriver en foule, ne viennent nous primer, même chez nous.

P. S. — A propos du Congrès, j'entends dire qu'à celui de la tuberculose à Naples, au milieu d'une séance et durant la communication d'un délégué français, le président aurait quitté incontinent son fauteuil pour aller au devant de Virchow qui entrait dans la salle, abandonnant ainsi la séance et l'orateur.

Je n'y puis croire, car Virchow lui-même, si accoutumé aux présidences, eût sans doute alors redressé de lui-même un pareil manquement présidentiel.

L'ASSISTANCE MATERNELLE A DOMICILE.

Le Dr Pecker, de Maules, nous a fait part dernièrement d'un travail fort intéressant sur l'assistance maternelle à domicile (1).

L'association des Dames mauloises, fondée sur son initiative et dans ce but, secourt matériellement la femme enceinte au moins un mois avant son accouchement.

Grâce à des dames associées — gardes de bonne volonté, celles-ci — enseignées par les médecins, les femmes enceintes sont préparées selon l'hygiène et l'antisepsie. Un ouvroir prête les objets nécessaires à l'accouchement et donne une layette pour l'enfant. L'accouchée continue à être secourue et visitée durant un mois s'il est besoin, l'Association fournit même, s'il devient nécessaire, des gardes-malades professionnelles et payées.

L'analogue de cette œuvre, qui a déjà reçu de nombreux et considérables encourage-

(1) Communication à la Société médico-chirurgicale de Paris.

ments, fonctionne au Havre et à Saint-Rambert.

Du reste, il y a lieu, car le D' Pecker estime à 260.000 le nombre des femmes qui, en France, devraient être ainsi secourues par devoir national de puériculture contre la dépopulation. La charge, selon lui, monterait à 35 millions environ.

Comme conclusion, notre confrère demande à la Société médico-chirurgicale de vouloir bien émettre le vœu suivant :

« La Société médico-chirurgicale considérant que l'Association des Dames Mauloises et les œuvres fondées à son instar, à Saint-Rambert (Rhône), et au Havre, sont seules capables d'assurer le plein fonctionnement de la loi du 15 juillet 1893 sur l'Assistance médicale gratuite, en ce qui concerne les femmes en couches, estime que les Conseils généraux doivent réaliser ce progrès en matière d'assistance maternelle à domicile, progrès inauguré pour les œuvres sus-mentionnées, et qu'assurant ainsi le fonctionnement de la loi du 15 juillet 1893, ils contribueront à la prospérité de la puériculture nationale.

A cette occasion je voudrais vous présenter quelques observations.

*
* *

Vous savez comment fonctionne à Paris l'assistance publique pour la femme enceinte ou accouchée, presque uniquement au point de vue des soins médicaux et pharmaceutiques (1).

(1) Le secours aux femmes enceintes à Paris fonctionne de la manière suivante :

Pour la femme enceinte.

Malade, l'hôpital. *Valide*, l'Asile hospitalier, ou le secours du Bureau de bienfaisance.

Pour l'accouchée.

A. *Qui allaite son enfant.* — Un secours de 20 francs (moyenne), une fois donné, pris sur la fondation Monthyon.

Plus un secours mensuel de 15 à 30 francs, suivant les cas, pendant les 6 ou 7 premiers mois de nourriture, dont la moitié est payée par l'Assistance publique et l'autre moitié par le département, auquel incombe le service des enfants assistés. Il est à remarquer que ceci ne peut être appliqué au général et que ces secours sont forcément bornés aux situations les plus malheureuses à cause des fonds trop limités.

B. *Si l'enfant est mis en nourrice.* — Soit parce que la mère n'a pas de lait, soit parce sa situation l'empêche de nourrir, l'Assistance publique donne 35 fr., une fois donnés pour faciliter le placement ; sauf vis-à-vis des bonnes dont la condition paraît plus favorable à ce point de vue.

Ensuite la mère peut demander un secours mensuel — si elle est mariée — au Bureau de bienfaisance de son arrondissement. Il est à remarquer à

Le maigre secours d'argent qu'elle alloue aux mères et les louables efforts de quelques sociétés *charitables*, comme l'Allaitement maternel, les refuges, ou *mutualistes*, comme l'Avenir, sont notoirement insuffisants.

On peut dire que relativement au secours et à la préparation hygiénique de la femme pauvre vis-à-vis de l'accouchement, presque tout est à faire : l'initiative du Dr Pecker vient donc à son heure.

Il y a cependant un correctif, car il est évident, qu'à Paris, et dans les villes, bien des logements, bien des installations sont insuffisantes : qu'il y a dans ces conditions avantage à ne pas laisser la femme accoucher chez elle, dans son intérêt et dans celui de son enfant.

Il faut alors :

L'asile avant l'accouchement.

L'hôpital pendant les couches et les suites.

Mais l'hôpital et l'asile pour la mère, c'est

ce point de vue qu'en raison de leurs ressources particulières et des largesses de leurs habitants, certains arrondissements, le 8e par exemple, lequel est d'ailleurs proportionnellement riche de dons et de legs particuliers, peuvent se montrer beaucoup plus larges que d'autres où le nombre des femmes à secourir est cependant beaucoup plus élevé.

le dépôt pour les enfants aînés ou tout au moins c'est la famille désorganisée : l'hôpital est « *briseur de familles* ».

D'autre part, nous connaissons bien tous l'influence du moral sur la maladie ; la tranquillité de la femme sera souvent plus grande au milieu des siens que dans une salle d'hôpital. C'est ce qui explique, pour une part, l'éloignement instinctif du peuple vis-à-vis de l'hôpital : grâce aux soins meilleurs et à la mortalité moindre, ce sentiment, il faut le reconnaître, diminue. L'amour-propre aussi subsiste encore un peu et mérite d'être encouragé.

L'assistance maternelle *privée* (je dis privée et j'insiste sur le mot privé, car l'étatisation lui ferait bientôt perdre ce considérable avantage) aurait encore l'utilité par le contact et l'enseignement mutuel, de développer l'idée de solidarité, d'entr'aide, si importante au point de vue social, si différente de la dédaigneuse charité, sorte de passe-temps mondain dont les aumônes abaissent qui les donne et dégradent qui les reçoit : considérez à ce propos la clientèle professionnelle des dispensaires privés.

Officialiser l'assistance maternelle mutuelle serait encore, au moins pour l'instant, lui rendre un mauvais service, car l'État n'a pas d'argent et 35 nouveaux millions ne seraient certes pas commodes à trouver dans un budget déjà très lourd et très obéré.

J'aperçois aussi une difficulté à vouloir uniformiser ce type d'assistance, dont le caractère doit varier selon les régions. Il est certain, par exemple, que les habitudes sont toutes différentes dans le Nord et au Midi ; nous venons d'en avoir une démonstration topique à propos des courses de taureaux honnies à Enghien.

Enfin, l'administration, il faut le reconnaître, a perdu notre confiance en nous opprimant à force de se montrer tutélaire ; son lierre parasite, envahi lui-même par la mousse, enserre jusqu'à l'étouffer l'antique chêne des Gaules.

Que l'assistance maternelle reste donc mutuelle et privée. Certes, elle est digne d'être encouragée par des subventions et même par des décorations, puisque ce dernier mobile est primordial chez nous : je suis convaincu d'ailleurs que les appuis ne lui manqueront pas.

٠.

Je regrette que notre président, le D' Bouloumié, le si dévoué Secrétaire général des Femmes de France, ne soit pas présent, car j'aurais été heureux d'avoir ici son avis.

Nous connaissons tous les associations diverses qui constituent la Croix-Rouge Française, dont le but est de secourir les blessés de terre et de mer.

A mesure que croissent ces associations, nous devenons de moins en moins belliqueux et semblons assagis. Il est certain que nos quelques expéditions coloniales, qui sont de moins en moins rationnelles et probables en raison de la dépopulation, sont insuffisantes à exercer l'activité de ces puissantes sociétés. Leurs envois n'ont pas du reste toujours, à ce que racontent les journaux, l'emploi ni le sort qu'ils méritent ; enfin, si on rappelle, sans comparaison, ce qui a été écrit pour la guerre du Transvaal des dames anglaises de sociétés analogues, il semble que leurs secours sont parfois novices, malappris, et partout trop zélés.

D'autre part, n'est-il pas à craindre que les rouages si délicats et multipliés de ces utiles organisations ne se rouillent par la paix, que leurs riches approvisionnements ne se détériorent inutilement ? et le meilleur pour le bon entretien de leur puissante machine ne serait-il pas de l'usager dans le civil ?

L'Assistance maternelle à domicile, et, d'une façon plus générale, l'assistance privée à domicile, offrent ainsi un magnifique champ d'expériences *pratiques* et d'entraînement.

C'est sur cette considération que je terminerai en proposant à la Société médico-chirurgicale les conclusions suivantes :

La Société médico-chirurgicale approuve le principe de l'assistance maternelle privée à domicile et félicite le Dr Pecker, fondateur de l'Association des dames Mauloises.

Elle recommande son œuvre et les analogues à la sollicitude des pouvoirs publics, au titre de moyens de défense nationale contre la dépopulation et comme manifestation très louable de solidarité sociale et d'enseignement mutuel.

Elle signale enfin l'assistance maternelle privée à domicile comme un magnifique champ d'action presque encore inexploré à toutes les associations de secours et particulièrement à la Croix-Rouge française.

A PROPOS DE LA PUÉRICULTURE (1).

Je voudrais faire quelques remarques sur ce qui vient de vous être dit au sujet de la puériculture.

Je partage l'avis du Dr Comby et je considère avec lui comme très important pour la descendance que les générateurs soient sains ou tout au moins indemnes de tares rédhibitoires. A ce propos, je signalerai qu'il est habituel dans les pays de langue anglaise et particulièrement en Amérique de demander au futur époux une assurance *récente* sur la vie ; le quantum est quelconque, parfois insignifiant ; mais c'est l'occasion d'un examen médical, sorte de confession physique dont le billet fournit une garantie pratique non absolue mais réelle. Les mariages diminuent, on le sait, il faut donc aussi ne point trop effaroucher par des lois ou règlements les *futurs* possibles.

****

(1) Communication au Congrès international d'hygiène, séance du 11 août 1900.

Ma seconde remarque a trait au rapport du professeur Pinard. Il y écrit :

« Le système nerveux d'un prématuré reste
« à jamais incomplètement développé, d'où
« déchéance, faiblesse fatale. Les appareils
« incomplètement développés fonctionnent
« prématurément, d'où infirmité. »

Je lui demande de modifier cette phrase, car nous connaissons tous d'anciens prématurés qui ne sont point des infirmes. J'ai observé beaucoup d'enfants nés avant terme (1) — moins que M. Pinard, il est vrai, mais quand même beaucoup — et je ne suis pas de son avis.

Je me demande ce qu'à lire son opinion ainsi formulée, car on la lira, soyez-en sûr, le public va penser de la couveuse, du gavage et de tous les moyens si compliqués que nous recommandons pour les prématurés, puisque tous ces soins exquis ne devraient produire que des infirmes.

.[.].

Le savant professeur de la Maternité vous propose aussi d'exprimer le vœu suivant :

(1) Dr Paul Berthod. — *Les enfants nés avant terme. La couveuse et le gavage.* Paris, O. Doin, 1887.

« Toute femme salariée a droit au repos
« pendant les trois derniers mois de sa gros-
« sesse. »

Pour ma part, je ne le voterai point, car je
le considère comme actuellement impossible
à réaliser.

Nous sommes ici, il est vrai, des hygiénistes et point des législateurs, mais nous devons être possibles et pratiques, sous peine
de décourager les bonnes volontés qui se ma
nifestent cependant de toutes parts.

Certes, avec M. Pinard j'estime que le surmenage pendant les trois derniers mois de
la gestation, époque de finition et de grand-
développement du fœtus, est très préjudiciable comme une cause fréquente d'accouchement avant terme. Sans insister sur le rapprochement avec la vache, qui porte neuf
mois, nous dit-il, comme la femme, et ne travaille pas, par prescription vétérinaire, durant
le dernier trimestre — il serait souhaitable
que toute femme pût, sinon se reposer complètement, au moins être à l'abri du surmenage pendant les trois derniers mois de la
grossesse. Mais prenez garde, c'est un droit
qu'on vous propose de voter. Tout droit implique une sanction — le droit au repos c'est

la rente ou au moins l'assistance assurée —
et non seulement pour les indigents, mais
pour toutes *les salariées*. Joignez-y les six semaines de repos après l'accouchement, tout
au moins aussi utiles, et réfléchissez à la charge
budgétaire.

A défaut du budget, les hôpitaux, les asiles
pour femmes enceintes ou accouchées seront-
ils suffisants ? Vous savez bien que non.

Vous savez bien aussi que les œuvres privées d'assistance maternelle ne sont qu'à l'état
d'embryon. Elles n'ont pas la couverture militaire ou religieuse et conséquemment la
mode.

Pour aboutir, sachons nous borner et ne
prescrivons pas ici, comme on nous l'observe
parfois dans nos ordonnances, le luxe à des
indigents ; limitons à un mois et même six
semaines si vous voulez comme M. Vaillant,
dans une section voisine de notre Congrès.

Un mot pour terminer. Nous sommes Congrès International et le vœu que vous allez
émettre dépasse la France et doit pouvoir s'a-
dapter à l'Europe et au monde ; or, croyez-
vous que le droit au repos de trois mois avant
l'accouchement dans l'intérêt de l'enfant, sans
préjudice de six semaines après, dans l'inté-

rêt de la mère, soit applicable seulement à nos paysans ?

Pour toutes ces différentes raisons je prie donc M. Pinard d'atténuer ici encore.

P. S. — Le vœu du professeur Pinard fut voté et la proposition du député Vaillant étendue dans le même sens.

LE VOYAGE D'ÉTUDES MÉDICALES AUX STATIONS DU SUD-OUEST

Le second voyage d'études médicales aux eaux minérales de France vient d'avoir lieu dans les stations du sud-ouest, de Luchon à Arcachon ; et, malgré l'exposition, le succès a été grand.

98 médecins ou femmes de médecins, dont 28 étrangers, ont pris part à cette tournée et en emporteront un inoubliable souvenir, malgré la précipitation un peu trop grande et la fatigue corollaire.

Je me permettrai même de faire remarquer aux dévoués organisateurs de cet *enseignement pratique* l'écueil de cette précipitation.

Nous voyageons en missionnaires de l'hygiène, les missi dominici du temps, en courtiers de malades, et c'est à ce titre qu'on pavoise, qu'on musique, qu'on banquette et qu'on toaste en notre honneur ; — mais nous voyageons à nos frais, surtout pour nous instruire, pour prendre des leçons de choses, pour voir, toucher et non apercevoir.

Dans ces conditions il faut le temps et mieux vaudrait, lors des prochains voyages, faire moins et mieux, si on ne peut plus longtemps.

*\
* *

Un voyage de cette sorte est intéressant par les réflexions et conversations qu'il suggère et entretient, plus encore que par le site parcouru.

J'entendais ainsi journellement remarquer et constater combien l'internationalisme — dans la science au moins — est nécessaire pour le progrès.

Nous notions aussi la fréquence des sources dites imprégnataires ou fécondantes aux alentours de Lourdes — la cantilène des mots, l'élégance paresseuse jointe à l'esprit de sociable coterie des méridionaux, à rapprocher de leur grand nombre et de leurs situations dans la médecine.

Pour ma part, je considérais surtout le progrès de l'esprit d'association parmi les médecins : d'où la vie, l'agrément et le succès des voyages d'études médicales : et, à voir quelles réceptions étaient faites à cette centaine de médecins-voyageurs, je me disais quelle force immense, la première de toutes, nous posséderions, si nous en étions seulement convaincus et plus unis.

P.-S. Il serait à souhaiter que les voyages médico-économiques se répandent et soient étendus ailleurs qu'aux Eaux minérales. On devrait les utiliser en vue des Congrès nationaux et surtout internationaux, et même pour excursions scientifiques en France ou à l'étranger.

A PROPOS DE LA SACCHARINE

On parle à nouveau de la saccharine qu'il est question de prohiber ou de faire *exercer* par la régie chez les pharmaciens au même titre que le phosphore — tout comme l'alcool chez les débitants.

La saccharine, dérivée du toluène, dite aussi sucre de houille, est en poudre blanche, inodore, non caustique, soluble dans l'eau, grâce surtout à l'adjonction du bicarbonate de soude, de saveur très sucrée et presque impossible à distinguer de celle du sucre de canne ou de betterave.

Son pouvoir sucrant est considérable, au moins 300 fois plus fort que celui du sucre ordinaire; mais, contrairement à celui-ci, la saccharine ne dévie pas le plan de polarisation, et ne donne pas de l'alcool par la fermentation. Elle passe intacte dans l'urine; c'est une des raisons pour laquelle on l'a dite le « trompe-goût » du sucre.

Actuellement, connue depuis vingt ans, c'est-à-dire maintenant bien connue, la saccharine est considérée comme étant d'une innocuité complète et employée comme médicament antiseptique de l'intestin et de l'appareil urinaire. Elle est prescrite spécialement chez les diabétiques et serait, à mon sens, avantageusement usagée dans la médecine infantile

*
**

On n'aperçoit pas dans tout cela matière à interdiction, ni même à restriction, et à exercice.

D'autre part, un pharmacien distingué, M. Crouzel (1), qui fut un des premiers à préconiser l'emploi de la vaseline en remplacement de l'axonge pour la préparation des pommades, recommande aujourd'hui l'emploi de la saccharine, conjointement avec la glycérine, pour remplacer le sucre (saccharose) dans les préparations pharmaceutiques, sirops, potions, etc., où la valeur alimentaire du sucre est d'ordinaire presque nulle et ses altérations souvent multiples.

Dans ces conditions, il serait logique d'aller

(1) Ed. CROUZEL. — Du remplacement du sucre par la saccharine dans les préparations pharmaceutiques, in *Repert. de Pharmacie*, 1900, n° 5, p. 196.

plus loin. La saccharine n'est pas un poison, mais elle est anodine et flatteuse au goût ; il n'y a donc pas lieu d'en interdire la jouissance au public.

.·.

La vente de la saccharine devrait donc être ouverte et libre, impliquant seulement qu'il fût spécifié sur l'étiquette : « sucrée avec la saccharine. »

Le pauvre aurait ainsi l'illusion du sucre, — ce qui est déjà quelque chose, — tandis que, à l'heure actuelle, le sucre, qu'on reconnaît aliment, c'est-à-dire nécessaire, monopole de quelques millionnaires sucriers syndiqués et frappé trop lourdement par l'impôt, est en passe de devenir un aliment, non plus seulement d'épargne, mais presque de luxe — souvent fraudé parce que trop taxé.

Quand le commerce libre de la *saccharine-condiment* n'aurait que l'avantage de déprécier la *saccharose-aliment*, c'est-à-dire d'en faire diminuer le prix en le rendant plus accessible à tous, ce serait déjà bien.

LES DÉCORATIONS DES MÉDECINS

Comme l'alouette symbolique des Gaulois, qui vole en chantant pour monter vers le soleil, et se laisse si facilement piper au miroir, le Français aime la clarté, la lumière, mais se prend volontiers à ce qui brille, au décor, à la devanture, même jusqu'à en oublier le réel et le fond.

Aussi la décoration est-elle dans notre tempérament.

Dès l'école, la croix et les prix exaltent les enfants ; et, malgré quelques renvois retentissants dans ces temps derniers — y compris le refus plus nombreux des médailles à l'Exposition — le ruban constitue chez nous un moyen de gouvernement, peut-être le plus puissant. Chacun sait, au reste, que son port habituel nous est spécial et diagnostique d'un Français à l'étranger. Aujourd'hui on décore aussi les villes.

La couleur, rouge ou violette, éclaircit l'austère redingote du médecin — cela fait bien dans sa famille, ainsi que pour la clientèle. J'ai même ouï dire que certain jeune ex-ministre, méridional, habitué sans doute à tout monnayer, se vantait, en la donnant, d'augmenter d'une dizaine de mille francs au moins la clientèle d'un médecin !

En l'apercevant, dit-on, les fonctionnaires, même les agents, deviennent parfois plus polis ; par contre, les commerçants font payer plus cher.

Plusieurs milliers de médecins demandent donc actuellement la Légion d'honneur ; ils y ont apparemment des droits, car les services, souvent pas payés, que nous rendons sont reconnus de tous : Une trentaine l'ont reçue au sujet de l'exposition.

*
* *

A ce propos, je voudrais faire quelques remarques.

Tout d'abord, il est constant que, pour être décoré, hormis la volonté de l'être, il faut deux choses :

1° *Y avoir droit* : être possible, avoir le mérite : ceci n'est pas nécessaire — c'est souvent même contraire — car le vrai mérite n'intrigue guère.

2° Il faut *l'être* : c'est-à-dire être proposé,

porté, poussé, adopté par un puissant du jour
ou de la circonstance — ceci est indispensable, — c'est la chance, l'occasion ou l'intrigue.

Chacun sait, d'autre part, l'impossibilité
de contenter tout le monde, même tous les
médecins. Le mieux, à ce point de vue, serait probablement que les décorés médecins
ne le puissent être que présentés par leurs
pairs — je ne dis pas l'Ecole — et que les
diverses sociétés médicales agissent selon
cette donnée.

Il n'en est pas encore ainsi.

J'ajoute que, parallèlement à son art, le
médecin a parfois rendu de réels services pour
le bien public : je crois même que cette voie
collatérale est la meilleure pour nous afin
d'arriver à l'étoile.

Ne reprochons donc point à tel ou tel nouveau promu son peu de notoriété, sa spécialité, sa barbe pas encore blanchie, son souvenir dans l'internat, sa politique, sa réclame
pour un sirop, des tisanes, ou une pommade
à la 1re page des journaux — (chacun sait que
la seule réclame bien portée se fait dans le

corps ou en tête du journal) — ses relations personnelles avec un ministre, sa famille, sa maîtresse ou son plastron..., et disons-nous bien que le plus discuté d'entre nous vaut encore mieux que la plupart des autres.

Notre profession, dont le but est de guérir et de conserver la vie humaine, est plus noble et plus utile que celle du soldat instruit pour la détruire, de l'artiste qui l'amuse et du diplomate qui la berne.

Ceux-ci cependant remplissent tous les hauts grades de la Légion d'honneur où pas un médecin n'est grand-officier.

Des hommes comme MM. Potain, Bergeron et d'autres qui pour les services rendus sont tout au moins les égaux de quiconque et qui, parvenus au beau soir d'une admirable vie, sont l'exemple et la gloire de notre profession, seraient cependant bien à leur place dans les plus hauts honneurs.

LES JURYS MÉDICAUX A L'EXPOSITION

A notre époque de défiance et d'instruction plus généralisées, il devient très difficile de bien juger et de gouverner : d'autant mieux que la plupart, considérant le bénéfice ainsi que le titre, mais non la charge de leurs emplois, ont souci d'en jouir et d'y briller beaucoup plus que de servir honnêtement.

En outre, les associations professionnelles ont grandi et demandent maintenant voix au chapitre. Ceci explique comment les réclamations se font fréquentes et acerbes.

Pour notre monde médical, le fait s'est vérifié à l'Exposition.

On sait comme fonctionnent les jurys ou comités, trois pour la classe :

Le comité d'admission, nommé par le Ministre ;

Le jury d'installation, nommé moitié par le Ministre, moitié par les exposants ;

Le jury d'examen et des récompenses, nommé par le Ministre.

Un quatrième jury de contrôle et de groupe (réunissant plusieurs classes, d'habitude au moins 4) ratifie les récompenses et les modifie si besoin.

Enfin, un jury supérieur, véritable cour de Cassation, accepte les réclamations s'il y a lieu.

*
* *

Lors de la nomination du comité d'admission, j'avais, à la Société médicale du IVe arrondissement (1), présenté quelques observations relatives au Comité d'admission de la classe 16 (médecine et chirurgie). Je disais en particulier :

« Vous avez aussi remarqué dans cette liste (la « liste des membres qui avait été publiée à l'*Offi-* « *ciel*), et probablement non sans une pointe d'in- « quiétude, les noms, toujours les mêmes, de maî- « tres très appréciés et qui vous sont bien connus ; « je dis « avec une pointe d'inquiétude », car si on « y réfléchit, on se trouve épouvanté de la tâche au- « jourd'hui légère, je le veux bien, mais bientôt « plus lourde, qui leur est ainsi imposée par sur- « croît, parmi toutes les commissions, toutes les « charges qui leur incombent déjà.

(1) Bulletin annuel des séances, 1898, p. 56.

« Pour les pouvoir toutes utilement remplir, il
« semble qu'il leur faudrait, comme à des dieux, le
« don d'ubiquité. Mais nous sommes tous mortels
« et les temps héroïques sont passés. Au reste,
« personne n'est indispensable. »

C'est même un peu, je crois, à la suite de
cette communication, que l'idée de réaliser le
Congrès international de Médecine professionnelle (lequel a si bien réussi) vint à notre
excellent confrère le Dr Glover.

* *

Voici maintenant des protestations contre
le jury des récompenses :

*Chambre syndicale des instruments et appa-
reils de l'Art médical.* (Séance extraordinaire du 23 août 1900.)

Monsieur le Président s'exprime ainsi :

« Non seulement votre classe a été aménagée,
« disposée, ornée, sans le moindre goût, car vos
« vitrines ressemblent à autant de monuments funé-
« raires ; non seulement on vous a placés de telle
« sorte que l'accès dans votre galerie, dans votre
« classe, ait été des plus difficiles au point que vous
« ayez eu le minimum de visiteurs ; non seulement
« le Comité d'organisation aura entravé votre pu-
« blicité, en vous interdisant ce qui se pratiquait

« dans d'autres classes ; mais vous aurez eu encore,
« par surcroît, à subir les erreurs *d'un jury d'une*
« *incompétence trop vérifiée au point de vue technique*
« et j'ajoute au point de vue orthopédique. Ainsi
« vous aurez vu des exposants, qui n'ont point dé-
« mérité, ainsi que l'a établi votre vice-président,
« qui ont même obtenu des récompenses supérieu-
« res dans d'autres classes où ils exposaient, des-
« cendre dans l'appréciation du jury et recevoir des
« récompenses inférieures à celles qu'ils avaient
« obtenues précédemment, en 1883. Vous en avez
« vu aussi dont le travail très estimé n'a pas même
« été mentionné. A ce sujet, Messieurs, nous vous
« signalerons, en attendant un rapport complet sur
« votre exposition et sur les opérations du jury,
« deux énormités qui vous fixeront sur l'infériorité
« des informations qui sont parvenues au jury :
« Deux grands prix ont été donnés à deux.........
« et *la consécration officielle de la dichotomie entre*
« *médecins et marchands* est aujourd'hui un fait
« accompli. »

Au surplus, je reviendrai sur l'Exposition
au point de vue médical.

A PROPOS DE LA MÉVENTE DES VINS

A cause du phylloxéra, — malgré l'oïdium, le mildew, l'anthracnose, le black-rot, etc., — grâce aux défoncements, aux engrais, aux replants et aux antiseptiques, le vignoble français est présentement en grande partie reconstitué : à preuve la production et le bas prix du vin cette année.

Nous boirons donc du vrai vin. Il en est temps : car le consommateur expérimentant la sophistication à son estomac, et jugeant l'abstention de vins comme traitement fondamental de ses dyspepsies, commençait à s'en détourner pour la bière ou même l'eau.

On est devenu hydrophile et même œnophobe : ce qui s'explique quand on considère toutes les fabrications, sucrage, vinage, glycérinage, coupage, plâtrage, tartrage, sulfatage, phosphatage, etc. — toutes les colorations, cochenille, betterave, bois de campêche, yèble, sureau, phytolacca, myrtille, troëne, mauve noire, orcanette... fuchsine, safranine, brun d'aniline, chrysoïdine, bleu de méthylène... ces derniers produits chimiques versés chaque année dans le commerce par milliers de kilogrammes.

*
* *

La fabrication du vin était devenue une industrie chimique, tolérée, considérée même, pour ses services électoraux, très lucrative parce qu'empoisonneuse d'hommes. Elle a ses laboratoires contre lesquels nous défendent à peine les laboratoires municipaux : l'attaque fut toujours chez nous supérieure à la défense.

On demandait du vin, arguaient les marchands ; or, il n'y avait plus de raisin ; donc, il fallait en inventer.

La question est aujourd'hui retournée : il y a du vin, on ne doit donc plus en fabriquer : aux pouvoirs publics de veiller, car il s'agit de la santé publique.

Qu'on ne parle point de mévente, qu'on laisse même bouger le Midi ; tant pis pour les frelateurs et aussi pour ceux qui ont planté de mauvais cépages trop aqueux.

On perd tout en voulant trop gagner.

*
* *

Au nom de l'hygiène, nous réprouvons :

Le *vinage*, porte ouverte à l'alcoolisme (avec du mauvais alcool) ; il appartient ici aux sociétés de tempérance de protester particulièrement.

Le *sucrage*, qui, sous prétexte de relever le degré alcoolique du vin (2 kilos de sucre par degré), permet de faire des vins de 2°, 3° et même 4° cuvée ; demandez aux vignerons ce que les vins de sucre valent à l'estomac.

Le *plâtrage et sulfatage*. A ce propos, je tiens à citer une opinion décisive, celle de Lancereaux (1) :

« Le plâtrage devrait, selon moi, être interdit « parce qu'il ajoute au vin du sulfate de potasse « provenant de la transformation du sulfate de « chaux.

« Or, il n'est nullement douteux qu'ici, à Paris, la « cirrhose est commune ; il est non moins certain, « d'après une observation de plus de 30 ans, que « cette affection se rencontre à peu près uniquement « chez les buveurs de vin. Partant de ce fait, je me « suis demandé ce qui, dans le vin, boisson com-« plexe, pouvait engendrer la cirrhose, et étant « arrivé à soupçonner les sulfates, je fis ingérer à « des lapins et chiens du bisulfate de potasse et je « parvins à produire une cirrhose identique à celle « du buveur.

(1) Lancereaux. — Communication écrite, 2 oct. 1900, dont je le remercie très vivement.

« Donc, pas de doute, le plâtrage, même à deux
« grammes, est dangereux, voilà ce que je sais per-
« tinemment. »

Avant tout, le vin doit ne pas être nuisible,
car il n'est point indispensable. Nos grands-
pères n'en buvaient pas ou à peine, ils tra-
vaillaient cependant et se portaient aussi
bien que nous.

Dans l'intérêt supérieur de la santé publique, les médecins doivent donc réclamer
énergiquement la répression de toute fraude
ou adultération du vin, laquelle constitue un
véritable *empoisonnement alimentaire* d'autant plus grave qu'il est *journalier*.

Ils pourront alors, non seulement en boire,
mais cesser de le défendre, et même le pres-
crire à nouveau dans leurs ordonnances.

UNE FÉDÉRATION DES SOCIÉTÉS MÉDICO-SCIENTIFIQUES PARISIENNES.

Il se passe, en ce moment, quelque chose de fort intéressant et de tout à fait louable entre plusieurs Sociétés médicales scientifiques de Paris.

La Société de médecine de Paris, la Société médico-chirurgicale, la Société de médecine et de chirurgie pratiques, ainsi que la Société de thérapeutique, travaillent à se rapprocher, tout en gardant, comme de raison, leur autonomie particulière.

Les Sociétés médicales d'arrondissement ont déjà suivi une marche analogue avec leur Conseil général ; et je ne sais pas que cette évolution ait été nuisible à aucune. Dans le même ordre d'idées, tout dernièrement encore, la Société médicale du IXᵉ a mis à l'étude une proposition tendant à ouvrir ses séances avec voix consultatives aux membres des autres sociétés médicales d'arrondissement ?

*
**

Il ne saurait être ici question d'unification
ni d'absorption ou de fusion ; chaque société
a sa tradition, son modus vivendi, son esprit,
sa personnalité, en un mot, qu'il est utile
de conserver, qu'il est nécessaire de respecter.

Mais, au lieu de vivre isolées, et presque in-
connues l'une de l'autre, ces honorables personnes pourraient voisiner, cousiner même.
Quel inconvénient y aurait-il, par exemple,
à ce que les membres de l'une puissent assister aux séances des autres et réciproquement.

Peut-être y perdront-elles momentanément
quelques cotisations en partie double ; mais
le regain de vie qu'amènera pareille mesure
leur vaudra de nouveaux membres qui compenseront largement cette perte.

Un bulletin commun serait aussi plus lu,
amoindrirait les frais de publicité de chacune.

Des séances générales pourraient être instituées, permettant d'exprimer des vœux, sorte
de consensus médical. Un des membres les
plus distingués de la Société médico-chirurgicale me rappelait, à ce propos, une séance
fédérative qui eut ainsi lieu jadis au gymnase
Paz et où fut définitivement adoptée la vaccination à la génisse. Ces séances générales

demanderaient sans doute, il est vrai, une préparation spéciale.

Nous y pourrions alors discuter avec ordre et conclure : ce qu'on nous a reproché par parenthèse de n'avoir pas su faire au dernier Congrès international de médecine.

Les motifs de provoquer un pareil mouvement ne manquent point à notre époque où la médecine prend de plus en plus une influence sociale prépondérante : ainsi pour la seule tuberculose, la question toujours ouverte des sanatoria et celle de la déclaration obligatoire.

*
* *

Hormis les séances générales possibles, en s'ouvrant réciproquement leurs séances habituelles, les sociétés les rendront plus nombreuses, plus discutées, plus intéressantes.

L'émulation sera plus excitée et la publicité donnée aux travaux plus grande. Ainsi pourrait être utilisée une partie de ces forces vives et de ces trésors d'expérience pratique que trop souvent chez nous maintenant on laisse perdre.

Dans tout cela, je n'aperçois qu'avantage

pour cette fédération des sociétés médicales scientifiques parisiennes.

L'intrigue ambitieuse et mesquine, qui divise pour régner, s'en pourrait seule inquiéter.

Nous faisons donc appel à toutes les bonnes volontés — à tous les traits d'union — pour aboutir dans cette voie féconde d'entente plus cordiale et de confraternité resserrée.

IMPRESSIONS D'EXPOSITION.

L'Exposition est finie. Malgré la demi-abstention de nos meilleurs clients, les Anglais endeuillés par le Transvaal et les Hispano-Américains empêtrés dans leurs finances, malgré les grèves maritimes, malgré aussi le dénigrement systématique et tout au moins intempestif de certains, ce fut un succès, les 52 millions de visiteurs le prouvent.

Outre les maladies corollaires, ainsi que d'habitude, elle aura sans doute d'importantes conséquences, car on y a vu beaucoup de choses et remué bien des idées.

En attendant, nous nous y sommes révélés supérieurs dans l'ameublement, incomparables dans les beaux-arts et les arts féminins — mode et bijouterie — atteints sinon dépassés dans les arts mécaniques et les sciences, très inférieurs pour l'hygiène : la France est, semble-t-il, un des pays où on se lave le moins.

Dans son microcosme trop vaste, l'exposition a montré notre pays avec toutes ses élégances, ses politesses et ses bonnes volontés, mais aussi ses défauts. Organisée et régentée suivant la formule polytechnicienne et mal pratique, il y manquait de moyens de transport et de communication, ainsi que de méthode de classement.

La foule y fut toujours grande : néanmoins les attractions et les fêtes étaient singulièrement mièvres. Les architectes et la coalition politico-journalisto-financière y ont prospéré, les actionnaires et les exposants moins : certains prédisent même une séquelle de faillite, une liquidation aux allures de petit Panama.

L'économie sociale et les sciences s'y sont splendidement affirmées dans les congrès : Montmartre paraît y avoir peu réussi.

En résumé, l'Exposition, bien qu'ouverte le même jour que la foire aux pains d'épices, fut plutôt une étude qu'une foire (beaucoup y photographiaient et prenaient des notes); les visiteurs étaient plutôt bourgeois et modiques, et le palais du dentiste loué par la République pour y recevoir ses hôtes royaux resta le plus souvent vide.

Les bonnes volontés individuelles apparurent nombreuses, témoin les curieuses expositions centennales : il n'en a pas été de même pour l'Administration, qui rechigne toujours à se faire voir et maugrée contre de pareilles cérémonies contraires à sa coutumière et séculaire somnolence.

Ainsi, côtoyant la médecine dont, par parenthèse, les collections centennales mériteraient d'être conservées en un musée, l'exposition de notre enseignement national était caractéristique à ce point de vue.

L'enseignement primaire, le plus humble et le plus travaillé de beaucoup, exposait ses méthodes toutes de pratique, de clarté et d'expérience. Le matériel et les résultats sont en évident progrès.

L'enseignement secondaire, et en particulier celui des lycées de garçons, se révélait irréel, anarchique, déchu : il montrait peu de chose, quelques cahiers généralement mal écrits de devoirs d'élèves, quelques histoires ou photographies des lycées.

L'enseignement supérieur avait un peu meilleure figure. Les universités de province s'étaient efforcées et y étaient représentées. La plupart des Facultés de médecine et des Écoles de médecine, non sans un certain zèle voulu de décentralisation, exposaient des ou-

vrages de leurs maîtres et élèves, des instruments, des plans, des documents, etc.

La Faculté de médecine de Paris elle, éta-
lait orgueilleusement une collection de thèses
de 1898, 1899, et 1900, environ 80 volumes,
quelques copies de P. C. N. et huit photographies de laboratoires.

Véritablement c'était trop peu.

DEUX NOUVELLES CHAIRES DE CLINIQUE MUNICIPALES.

Le Conseil municipal de Paris a décidé la création de deux chaires de cliniques : une de chirurgie gynécologique, l'autre de chirurgie infantile.

Il n'y a pas à l'en féliciter. C'est une dépense de 60.000 fr. par an, environ, sans compter les frais d'agencement et d'installation, pour un résultat discutable. La grande chirurgie gynécologique, en effet, consiste trop volontiers à ouvrir des ventres, à désexuer les femmes — résultat peu digne d'encouragement à notre époque de dépopulation — au mépris des méthodes moins tranchantes (massage, électricité, repos, hydrothérapeutique, etc.), qui cependant réussissent souvent. On a pu la dénominer châtrerie.

D'autre part, la chirurgie infantile, sauf l'urgente, comme de raison, devrait être éminemment conservatrice, s'enseigner maintenant à la campagne et surtout à la mer. Je recommande à nos édiles, pour s'en convain-

cre, d'aller visiter quelques sanatoria ou hôpitaux marins.

Je doute toutefois qu'ils aient l'intention
d'y transporter leur clinique.

.·.

Qu'ils aillent aussi, nos édiles, visiter les
services de cliniques qui existent déjà : à
moins que l'utilité publique ne les indiffère
et qu'ils ne tiennent surtout à placer leurs candidats. Ils verront que, sauf exceptions louables, les services de clinique, tels qu'ils fonctionnent, coûtent cher et laissent beaucoup à
désirer.

Les respectables vieillards qui, généralement y parviennent ayant suivi la hiérarchie
gérontocratique, et sont censés enseigner,
s'y conservent pour eux et pour leur clientèle. Les voit-on, par exemple, sauf deux ou
trois, dans nos Sociétés, et dans les Congrès
à l'étranger ?

Entourés d'un nombreux état-major qui en
attend sa prébende et les adule en vue des
concours, ils font ou font faire une, deux ou
trois parlottes par semaine. A cause des examens, des étudiants se pressent pour être
vus, ils voient à peine : or, la clinique, c'est

la libre pratique, le contact du malade bien plus facilement réalisable dans un service ordinaire.

Quant aux laboratoires, à de très rares exceptions, mieux vaut n'en pas parler, ce sont de dispendieuses sinécures d'attente : il y a longtemps que les bons esprits demandent leur suppression.

En réalité donc, il serait peut-être plus logique de supprimer les services de clinique qui existent déjà plutôt que d'en créer de nouveaux.

.˙.

Ceci m'amène à dire un mot de la réforme de notre enseignement médical. On en parle beaucoup et depuis longtemps, et on va sans doute changer encore une fois les programmes. C'est le système, c'est l'administration, ce sont les hommes qu'il faudrait d'abord changer, à commencer par tel ministre qui, depuis plusieurs ministères déjà, gasconne à l'Instruction publique.

C'est le bon maître qui fait le bon élève.

J'entends dire partout, et j'ai pu m'assurer de mes yeux que les étudiants, que les internes n'ont plus comme jadis le respect de leurs chefs. Mais le maître se respecte-t-il lui-même? fait-il toujours son devoir? prêche-t-il d'exemple?

Pour juger de l'arrivisme et du sans-gêne qui règnent à l'Assistance publique et à la Faculté, il suffit d'aller faire un tour dans les services et dans les cours.

Allez-y vous-mêmes et vous conclurez sans doute, comme moi.

LA VARIOLE DE L'EXPOSITION. — LES VACCINATIONS GRATUITES ET LE VACCIN DE L'ACADÉMIE.

Les expositions universelles ont d'immenses avantages, mais elles ont coutume de laisser après elles de la fausse monnaie, de la vermine et des maladies : celle de 1900 n'y a point manqué et nous a valu, selon toute apparence, l'actuelle recrudescence épidémique de variole.

Cette maladie fréquente déjà auparavant à Marseille, à Toulon et aussi dans les alentours de Dijon, éclata d'abord à Paris en février et mars 1900. A ce moment, les médecins, prévenus, se mirent à beaucoup vacciner ; les agents des postes, spécialement, furent revaccinés en masse sur les représentations, dit-on, d'un gouvernement étranger.

Le mal évolua cependant et s'étendit durant toute l'exposition. Pour ne point effrayer les visiteurs, l'administration se tut, mais les médecins continuèrent à revacciner.

Le 10 novembre, c'est-à-dire deux jours

après la fermeture de l'exposition, première circulaire du Préfet de Police dénonçant l'épidémie et engageant à la vaccination ; des hôtels furent dépeuplés dans les quarante-huit heures. La foule se pressa aux vaccinations gratuites, surtout à l'Académie, où dans une seule séance plus de six cents personnes furent inoculées.

Le 10 décembre, nouvelle circulaire policière pour indiquer les endroits et heures des revaccinations gratuites ; de plus, on transportait la génisse dans les maisons contaminées, pour vacciner gratuitement toute la maisonnée : l'affluence avait été telle que l'Académie manqua un instant de vaccin.

Actuellement, l'épidémie — bénigne d'après le Bulletin hebdomadaire de la statistique municipale (1) — reste stationnaire avec 9 décès et 72 cas par semaine, à Paris — non compris, bien entendu, les foyers secondaires de province ; néanmoins, elle prête déjà, ce me semble, à quelques considérations.

*
* *

(1) Bulletin hebdomadaire de la statistique municipale 1901, n° 6.

L'utilité de la vaccination et de la revaccination septennale avec du vaccin de génisse, et surtout *du bon vaccin*, est indiscutable : c'est pourquoi il faut craindre ces paniques causées par les affiches administratives qui amènent la ruée, l'encombrement, l'insuffisance et même le manque de vaccin.

Pour que la vaccination ne soit pas un trompe-l'œil, il faut des génisses vaccinifères en nombre suffisant, de bonne qualité, immunisées en particulier contre la tuberculose ; la culture du vaccin demande, de son côté, au moins une huitaine de jours. L'opération enfin, pour être efficace, doit être soigneusement et posément faite : la quantité peut nuire à la qualité des inoculations.

La précipitation et la foule ne valent rien pour ces choses d'ordre attentif et médical qui sont à répandre par le médecin et par les journaux, et pour lesquelles la police, quoique bien intentionnée, a la main trop brusque et trop lourde.

.·.

D'après la loi, l'Académie de médecine a la garde du vaccin et doit vacciner gratis. Or, on a prétendu, dans ces derniers temps, que le vaccin académique était inefficace ; on s'est plaint aussi de l'abus des vaccinations gratuites.

L'abus de la gratuité est indéniable ; il suffit d'avoir vu les queues, qui certains jours s'étendaient jusque sur le boulevard Saint-Germain, alimentées par des fiacres et même des équipages. Il y a bien un tronc pour les dons volontaires, peut-être pas assez en évidence, car presque personne, paraît-il, ne cotise.

Les intentions du législateur sont dépassées. Il n'est pas besoin d'un académicien pour être bien vacciné ; et il serait plus rationnel de reporter ces vaccinations gratuites dans les dispensaires, bureaux de bienfaisance, et maisons communes.

Les tubes de vaccin délivrés aux médecins ou sages-femmes, sauf ceux employés pour les indigents ou nécessiteux devraient être payés ; les 0,50 ou même 0,25 centimes ainsi perçus par tube serviraient à couvrir, en partie du moins, et à diminuer les frais du service.

*
* *

Quant à prétendre que le vaccin de l'Académie est mauvais, c'est autre chose.

Le règlement du service de la vaccination à l'Académie date de Dupaul, c'est-à dire d'une trentaine d'années : il est donc prébactériologique. Le vaccin, paraît-il, est parfois, surtout en temps de presse, rougeâtre, sanglant, insuffisamment bien bouché et présenté. C'est pourquoi, fait-on remarquer, les marchands qui le font payer, en regard de l'Académie qui le donne, vendent, et beaucoup, leur vaccin à bien des médecins qui le préfèrent.

Par contre, le vaccin académique a aussi ses fervents, et en grand nombre ; les correspondances, les statistiques, le prouvent ; car il n'est pas admissible, quoi qu'on puisse penser, que par désir d'une médaille ou flagornerie de valetaille, on les embellisse et les déforme jusqu'au mensonge.

L'insuccès d'une vaccination peut tenir à l'opérateur, à l'organisme vacciné comme au vaccin lui-même.

Quoi qu'il en soit, on est en droit de s'étonner qu'une étable de génisses vaccinifères soit installée dans les bâtiments mêmes de l'Académie. La stabulation à la campagne avec plus de place et d'air, serait préférable pour éviter les maladies, la fièvre aphteuse en particulier ; c'est là affaire d'art vétérinaire et de séro-culture pour laquelle l'école d'Alfort et l'Institut Pasteur semblent tout indiqués.

Le bureau de l'Académie devrait recevoir le vaccin tout préparé et en tubes : il en ferait le contrôle supérieur et ensuite la répartition. A l'Académie, des affiches indiqueraient que la vaccination est réservée pour les indigents et nécessiteux, ainsi que le jour et l'heure des vaccinations gratuites dans les différents quartiers.

A chacun son métier, les génisses seront bien gardées et les vaccinations bien faites.

POUR LA GLOIRE ET POUR L'ARMÉE.
MÉDECINE GRATUITE.

J'ai connu un homme dont l'aïeul avait eu pendant la Révolution et le premier Empire une histoire militaire bien typique. Dragon successivement de la République et de Napoléon pendant 15 ans, puis libéré, il s'était marié vers 1807 : consécutivement, il avait dû se racheter trois fois, avait été cependant enrégimenté de rechef après Leipzig et durant toute la campagne de France, finalement avait déserté au moment de Waterloo : d'où le sobriquet de « déserteur » qui lui était resté parmi les siens. C'était là l'envers de l'épopée.

Certes, et heureusement, nous n'en sommes plus là. Néanmoins, le bourgeois aime toujours le régiment, mais pas pour les siens et c'est l'idée de rester le moins longtemps possible à la caserne qui vicie en ce moment l'éducation de toute notre jeunesse à cause de la ruée aux écoles militaires et vers les professions dites libérales, en vue de la dispense :

il n'est aussi sollicitation ou démarche que ne tente souvent le paysan pour arriver à se faire exempter.

.·.

Avec les chemins de fer et les Expositions, bien des illusions, bien des préventions, sont tombées. La réception par le président de la République de l'escadre italienne, le dernier emprunt allemand couvert quatre fois en France seulement, l'arméefrançaise en Chine sous un feld-maréchal prussien, en sont des preuves d'actualité.

Joignons-y — pour un peuple de dépopulation, surchargé d'impôts et englué de casanière routine — la démonstration du leurre des guerres coloniales avec leurs conquêtes à l'usage des fonctionnaires (dont surtout ceux en consommation) ainsi que de quelques rares colons qu'il semblerait moins coûteux de pensionner ici, avec leurs acquisitions favorables seulement pour les spéculateurs et les étrangers qui s'y viennent établir.

En réalité, quoi qu'on écrive ou qu'on crie, après trente ans de paix trop armée, on se désaffectionne maintenant des choses militaires et ce sentiment s'affirme depuis quelques années par les démissions et le manque d'officiers dans la réserve et la territoriale, entre autres symptômes.

Afin d'y parer, un député propose une loi avec certains avantages pour les officiers réservistes et territoriaux. On leur accorderait ainsi et durant toute l'année le quart de place sur les chemins de fer et les soins médico-militaires gratuits dans les villes de garnison.

*
* *

Peu nous chaud du quart de place, car le médecin n'est généralement pas un commis-voyageur ; cependant, en raison du jeu de la garantie d'intérêts, c'est toujours le contribuable qui payerait la différence.

Quant aux soins *médico-militaires gratuits*, y compris l'hospitalisation, octroyés ainsi à toute une catégorie de citoyens aisés et très capables de payer le médecin, il y a lieu ici que nous prenions garde, d'autant plus que, demain sans doute, on comprendra dans cette gratuité les visites et les soins à toute la famille de l'officier réserviste et territorial par analogie avec l'armée active. Du reste, la gynécologie et l'obstétrique ont toujours eu un attrait spécial pour nos confrères de l'armée et de la marine.

Il est vrai qu'on a tellement pris l'habitude de nous exploiter et que nous avons jusqu'à présent si bien encouragé ou laissé faire pour la gloire en répétant que la médecine est l'art de guérir et non de vivre du malade que notre profession est en passe de ne bientôt plus nourrir son homme !! Cependant le prêtre vit encore de l'autel... Jusques à quand supporterons-nous donc d'être ainsi toujours dupes.

En attendant, je doute que la mesure proposée contribue à rehausser parmi les médecins la popularité du militarisme.

L'Union des Syndicats médicaux va faire une démarche auprès du ministre de la guerre ; il serait bon, je crois, que les médecins sénateurs et députés soient aussi prévenus.

N. B. — Il n'y a, du reste, pas été donné suite.

MUTUALITÉS ET ASSOCIATIONS MÉDICALES.

Les associations médicales, c'est-à-dire les sociétés médicales qui ont pour but l'entr'aide confraternelle ou les secours à la famille du médecin, viennent, selon la coutume annuelle de tenir leurs assemblées générales.

J'ai assisté à plusieurs et voici ce qui m'y a frappé. La mutualité gagne de plus en plus du terrain : ainsi l'Association générale des médecins de France y vire sensiblement.

Cela se conçoit facilement, d'ailleurs. Indépendamment, en effet, de la différence qu'il y a au point de vue de l'amour-propre toujours si chatouilleux du médecin, entre un droit comme celui que confère une mutualité et une possibilité comme dans une association de secours, deux considérations principales inclinent vers la mutualité : l'augmentation à prévoir croissante d'année en année de ceux qui devront être secourus, par suite de la pléthore médicale et de la diminution des clients payants — l'envahissement des associations de secours par les veuves.

.˙.

Le professeur Brouardel nous laisse bien espérer que le nombre des étudiants diminuant, celui des médecins diminuera aussi dans quelques années. En attendant, il reconnaît que l'augmentation moyenne annuelle, pour Paris seulement, est de cent médecins par an depuis huit ans, soit pour chaque médecin et de ce seul chef (il y en a malheureusement encore bien d'autres) une perte nette d'un quart.

Il paraît qu'en Allemagne, pays de service militaire obligatoire comme le nôtre et où existe le volontariat, la crise est encore plus évidente. En réalité, le militarisme, là comme ici, dévie l'éducation ; du reste, je ne vois pas que le mal du voisin guérisse le nôtre.

J'ai dit que les associations étaient envahies par les veuves. Exemple, en 1900, l'Association des médecins de la Seine a secouru 7 sociétaires seulement et 54 veuves ou familles de sociétaires sans compter 33 personnes étrangères à l'Association. Est-ce à dire que tous les autres sociétaires sont aisés ? Évidemment non, hélas !

Il y a là un fait qui n'est pas rédhibitoire mais qui doit retenir l'attention.

Certes, la veuve, même mariée in extremis, les enfants, les parents d'un médecin mort sans fortune, sont tout à fait dignes d'intérêt ; mais ce qui nous importe surtout au point de vue professionnel, c'est le médecin lui-même.

Celui-ci, dans l'intérêt et pour le bon renom du corps médical tout entier, ne doit point, lorsqu'il est incapable de travailler, lors même qu'il a été imprévoyant, être laissé dans la gêne qui dégrade et est mauvaise conseillère. C'est le but commun où doivent tendre surtout associations et mutualités.

Toutes deux, en somme, ont du bon. Aux amis, je conseille de faire comme moi, soyons des deux.

SUR L'ENSEIGNEMENT MÉDICAL.

Elevés — sous prétexte apparemment que le roi de France était jadis magnifié du titre de fils aîné de l'Eglise — à nous croire tous les premiers moutardiers du pape, ou tout au moins des petits Napoléons, instruits dans les errements et teintés de la littérature de l'antique, mais ignorants du présent, et des autres peuples — nous commençons maintenant à nous apercevoir que nous avons été lourdement trompés.

La dernière Exposition a donné la mesure. Sauf les arts, la mode et autres montmartroiseries, nous avons pu nous y voir partout égalés, souvent dépassés.

Par contre, il se produit actuellement et dans tous les ordres, il faut bien le dire, une réaction des plus caractérisées et réconfortante, qu'il est de notre devoir à tous d'encourager et d'appuyer.

*
* *

Ainsi pour la médecine. Certes, l'enseignement des Facultés vaut encore mieux qu'on aurait pu le croire d'après leurs Expositions particulières, celle de Paris spécialement.

Il n'en est pas moins reconnu qu'endormi dans une routine somnolente et vieillotte, rhétorique et mal pratique, il ne répond plus aux nécessités modernes. Tout le monde demande sa réforme et sa réorganisation.

Entendons-nous ! Il ne s'agit pas seulement de berner l'opinion en changeant à nouveau, et comme on le fait périodiquement, le régime des études médicales sous prétexte que l'ancien était meilleur. Ce n'est pas non plus une contre-école municipale qui pourra faire beaucoup vis-à-vis des cinq mille étudiants parisiens. — C'est le système tout entier, qui est devenu mauvais et qu'il faut changer.

Pour bien enseigner, pour être bon instituteur, il faut être jeune, actif, avoir du temps et s'y vouer, en vivre — psychiquement et matériellement — et non pas se contenter de parader et pérorer pour la galerie et la clientèle. La leçon de choses, le travail en commun du maître et de l'élève, s'imposent de plus en plus. Ce véritable dressage de l'observation et de la raison est bien autrement

utile que les discours *ex cathedra*. L'ensei -
gnement clinique à l'hôpital en est le type.
C'est là que doit être réellement le centre, la
véritable Ecole : le reste n'est que préparation et tartine devant toujours lui être subor-
donné.

Mais, dira-t-on, c'est la mode anglaise. Peu
importe, si elle est pratique.

Au surplus et, condition essentielle, le
maître vivant pour et de l'enseignement devrait être payé par l'élève.

P. S. — A l'occasion de la récente élection
à l'Académie des Sciences, section de médecine, on dit assez généralement que cette élection a été une manière de protester de l'Académie des Sciences et de l'Institut Pasteur,
qui y est tout puissant, contre la Faculté de
médecine, ses idées, son enseignement et
ses abus.

LES VOYAGES MÉDICAUX.

Je viens de recevoir la circulaire du voyage d'études médicales aux Eaux minérales de France. L'excursion aura lieu, cette année, dans les stations du Dauphiné et de la Savoie ; elle est organisée, selon la coutume, par le Dr Carron de la Carrière, à qui cette fondation a valu une médaille d'or à l'Exposition universelle de 1900, et sera conduite par le professeur Landouzy. Je pense beaucoup de bien de ces voyages corporatifs et de leur agrément ; c'est pourquoi, cette année encore, j'ai l'intention d'y prendre part.

.·.

L'exemple des V. E. M. a du reste été suivi et étendu. C'est ainsi que le Dr Jayle a récemment conduit une tournée d'Universités dans le Nord, la Belgique, le Palatinat, l'Alsace et la Lorraine. Les touristes ont été, semble-t-il, généralement très satisfaits et non autant humiliés des comparaisons qu'on aurait pu le craindre. Ils ont noté des constatations intéressantes, — vu en particulier soigner attentivement des fractures à l'hôpital.

Quelques-uns même reviennent avec une crise aiguë, dit-on, de cette germanite chronique qui nous travaille depuis 1870. Qu'ils considèrent, cependant, je les prie, les conditions et les hommes différents ici et là bas ; pour ma part et dans mes précédents voyages, j'ai retenu la supériorité allemande seulement dans la simplicité de la vie, l'esprit de méthode et de discipline, ce qui, du reste, est beaucoup.

Toujours dans le même ordre d'idées, il s'est aussi organisé une excursion médicale pour le Congrès de la tuberculose à Londres, où doivent se rendre un certain nombre d'hygiénistes et de phthisiologues français. Il est à souhaiter qu'une organisation analogue fonctionne dorénavant pour tous les Congrès à l'étranger et même en France.

.·.

Surtout peut-être au point de vue scientifique, rien n'est plus utile que les voyages à l'Étranger. Sans parler de ce qu'on apprend, on apprécie mieux, avec plus de recul, ce qui se fait ici, en échappant aux mesquines considérations de personnes, de système, d'école ou de chapelle, qui nous déforment et aveuglent trop souvent.

Il serait même très utile, à mon sens, que cet élargissement de la pensée et cette internationalisation absolue de la science deviennent principes d'éducation, et que l'habitude en soit prise de bonne heure, durant le cours des études, par des voyages, par des échanges, pour ainsi dire, d'étudiants, grâce à une adaptation inter anglo-germano-française du mode de scolarité.

Ce pourrait être là le sujet d'un Congrès international d'Universités dont la portée serait considérable, et dont l'Université de Paris devrait tenir à honneur de prendre l'initiative.

LA CRISE DE L'ENSEIGNEMENT MÉDICAL.

L'année dernière et durant les Congrès de l'Exposition, comme j'admirais un jour l'Ecole de médecine enfin reconstruite et plus claire, il me vint soudain à l'esprit qu'il en résulterait, suivant l'influence dynamogénique bien connue des noms et des monuments sur les institutions mêmes, des changements dans ce respectable organisme,

A en juger par la crise actuelle, les changements paraissent imminents,

∴

Ce n'est pas qu'il y ait eu esclandre. Le délaissement de la chaire vestibulesque de l'histoire de la médecine, et son abandon, ainsi que de coutume, pour une autre moins spéculative et plus profitable, les nouvelles nominations aux chaires municipales, les récentes retraites, la difficulté, sinon l'impossibilité à trouver selon le rite et parmi les agrégés un professeur sortable d'ophthalmologie — tout cela, en somme, préoccupe médiocrement la généralité des médecins, qui, sortis de l'Ecole, et peu éblouis par son prestige actuel, s'en souviennent comme d'antan ou s'en désintéressent comme d'une institution vieillotte et bien malade malgré son apparent décor.

Au surplus, le concours d'agrégation, manifestation suprême et théâtrale d'un enseignement servile, logomachique et suranné, vient de se terminer sans protestation que je sache.

.·.

Il y a crise cependant : chacun le sent.

En outre, le doyen, M. Brouardel, va partir : j'ajoute qu'il sera difficile à remplacer, car sa maîtrise est grande aussi bien que son influence au Palais et à la Ville.

Je plains donc son successeur dans cette charge qu'on dit lourde, et où, afin de ménager la transition et l'évolution, il faudrait non pas quelque réclamiste ou sonore cabotin, mais un moderne, un énergique et un fort.

Le changement de doyen peut sembler indifférent à beaucoup. A tout considérer cependant, il ne doit pas en être ainsi — car, sans parler du reste, le doyen est le grand consulté, souvent le grand dispensateur pour les décorations.

Or, on sait l'importance acquise par le ruban dans notre profession.

LA RESPONSABILITÉ PÉCUNIAIRE DU MÉDECIN.

Jusqu'à ces temps derniers, la profession de médecin, comme celle d'avocat, était réputée profession libérale.

On y était justiciable de la science et de sa conscience, et cela paraissait assez. Un client mécontent, un procès perdu, un malade non guéri, n'entraînaient pas de responsabilité pécuniaire pour l'avocat plaidant ou le médecin traitant... Mais voici que, au Palais, on semble vouloir commercialiser la profession médicale et monnayer notre responsabilité jusqu'à présent morale.

Considérez, en effet, les deux confrères électriciens poursuivis à la suite d'un traitement radiographique : l'un assigné en 3,000 francs de dommages-intérêts pour alopécie partielle et légère conjonctivite avec jugement rendu d'avant faire droit : l'autre condamné à 5,000 francs de dommages-intérêts, malgré l'avis des experts, pour brûlure de la paroi abdominale.

Voyez ce médecin, directeur de maison de santé, condamné à 10.000 francs de dommages-intérêts envers la famille d'une jeune neurasthénique suicidée dans les water-closets où, repoussant sa gardienne, elle s'était enfermée au verrou et pendue avec une bande de toile.

Voyez enfin ce dentiste d'hôpital rendu responsable d'une erreur de médicament commise en réalité par des tiers, et condamné à titre de provision à 100 fr. de dommages, sans préjudice du surplus à évaluer au dire d'expert, pour injection sous-gingivale de sublimé au lieu de cocaïne.

Tout cela forme une suite instructive et d'où il résulte, je le répète, qu'on est en train de monnayer notre responsabilité jusqu'ici purement morale, sauf pour les fautes lourdes, c'est-à-dire celles qui peuvent être appréciées d'après les règles du bon sens et de la prudence ordinaire.

En sera-t-il mieux ainsi. Il est permis d'en douter : car le malade, logiquement, devra payer plus cher : et malgré la décharge qu'il aura soin de se faire dorénavant donner par avance, le médecin deviendra timoré, aura les mains liées. Il peut en résulter la

méfiance et le soupçon du chantage au lieu
de la confiance réciproque et nécessaire.

∴

Malgré l'âpreté pour notre profession des
temps où nous vivons, j'espère cependant
que cette matérialisation de responsabilité ne
donnera pas au médecin l'âme du bouti-
quier, ne l'apeurera pas, ni ne lui durcira
pas le cœur.

Nous voulons en effet la liberté toujours
plus grande, et par conséquent la responsabilité aussi. Nous suivrons donc celle-ci sur
tous les terrains et puisque notre siècle, qui
ramène tout à l'argent, l'y transporte,
allons-y.

Mais alors — et puisqu'on nous assimile
à des commerçants, qu'on nous fournisse du
moins comme à ceux-ci, la possibilité et les
facilités de nous défendre.

Sans parler du secret professionnel, qu'on
nous donne des tribunaux de commerce, si
on veut, avec juges compétents et élus, des
prud'hommes, ou, si on nous conserve au
civil, qu'on adjoigne au tribunal avec voix
consultative et même délibérative, un juge

médecin que nous élirons et qui pourra éclairer la religion du tribunal.

Certes, nous ne demandons pas une juridiction d'exception comme les magistrats, et une presque intangibilité professionnelle comme celle qu'assure aux avocats leur ordre, mais nous voulons pouvoir défendre notre honneur et notre fortune bien moins grande, entre parenthèses, la plupart du temps — qu'on ne s'imagine au Palais.

En attendant, défions-nous des chantages, défiez-vous surtout, Messieurs les chirurgiens, et, pour commencer, garez-vous des injections rachidiennes en ville et même à l'hôpital.

P. S. Je ne suis pas d'avis que l'assistance judiciaire puisse être systématiquement refusée aux malades hospitalisés. Ce déni, qu'on dirait bientôt de justice, serait trop facile à exploiter contre le médecin.

DE L'EXERCICE ILLÉGAL DE LA MÉDECINE.

En attendant que l'exercice de la médecine, devenue métier, soit libre, — nous nous plaignons souvent et à juste titre de la concurrence déloyale qui nous est faite par nos aides habituels, le pharmacien, la sage-femme, le masseur, le ventouseur, l'infirmier... Il n'est certes pas, dans ma pensée de les excuser ; mais il importe de signaler à côté d'eux, tous les braconniers, prêtres, religieuses, sorciers ou sorcières, jeteurs de sorts, etc., dont l'action plus répandue et aussi plus ignorante, est par là même plus funeste.

Le mal est bien plus général et profond qu'on ne pourrait le croire, et des personnes très autorisées m'ont affirmé, qu'en France, plus de la moitié des malades, surtout femmes ou enfants, échappaient ainsi aux soins médicaux — à l'exception cependant des villes où, grâce à l'Assistance publique, aux mutualités, aux sociétés de secours et sur-

tout, il faut bien le dire, à cause de l'ignorance moindre, le quantum se trouve moins
élevé.

.·.

La faute en est, je le répète, à l'ignorance,
à la mauvaise instruction, disons le mot, à
la bêtise publique, — car l'homme n'est
d'ordinaire rien moins que pur esprit : et
l'instruction qu'il reçoit crédulement, basée
sur la foi, le miracle, les contes de fées, en
fait un être sans personnalité et sans volonté, modelé comme pour pâture à tous les
bluffs et à toutes les exploitations dans un
siècle de moralité amoindrie.

Il en résulte des pratiques insoupçonnées
qu'on croirait d'un autre âge et dont j'ai
actuellement sous les yeux un exemple. C'est
une paysanne de Touraine, à la ménopause,
avare et religieuse, neurasthénique avec
symptômes gastro-hépatiques. Pour guérir
son mal, cette femme a commencé par faire
plusieurs voyages ou pèlerinages vers des
saints auxquels l'opinion paysanne attribue
des spécificités thérapeutiques.

Ainsi sainte Rose guérit les éruptions :
Saint Gilles, dont la maîtresse place est à

l'abbaye d'Ayguesvives, guérit les convulsions, les coliques ; Sainte Cornille, à la Chaussée-saint-Victor, à Blois, guérit le mal de tête ; Saint Sylvain, dont la maîtresse place est à Ballan, près de Tours, a aussi une succursale à Seillac, où il guérit du mal de langueur, chez les femmes et les enfants. Saint Marcou guérit les écrouelles à Blois et à Monteaux ; Saint Mamert à Amboise, dont la statue tient ses boyaux (*sic*) à poignée, est spécifique pour les coliques, et ainsi de suite.

Ma paysanne est allée consulter aussi un guérisseur, chantre à l'église, qui guérit les fièvres par les mains imposées, et une fermière qui indique le pèlerinage à faire suivant l'orientation des gouttes de la cire fondue d'un cierge allumé qu'elle laisse tomber dans de l'eau bénite.

Un prêtre du voisinage, spécialiste-gynécologue ainsi que certain curé bien connu de la banlieue-est de Paris, — mais le premier, paraît-il, tracassé par son évêque à cause de son système thérapeutique, — lui ordonna une cuillerée à soupe d'huile d'olives le matin à jeun.

Tout cela ne réussit guère.

*
* *

Quoi qu'il en soit et malgré qu'on puisse arguer du peu de danger et de frais thérapeutiques, pour excuser ces pratiques, qui consistent presque partout à faire dire par un prêtre et pour quatre à dix sous un bout d'évangile (*sic*), — il n'en est pas moins vrai qu'un pareil traitement fait pour le moins perdre du temps ; il leurre et trompe sciemment, car, à l'époque actuelle, le prêtre en particulier est devenu trop instruit pour y croire.

Considérons, d'autre part, les erreurs possibles et commises avec nos médicaments, si dangereux à manier pour des inexpérimentés, aussi bien que les confusions courantes relatives à l'aconit, à la digitale, à la belladone, erreurs et confusions qui peuvent à l'occasion provoquer des désastres et des héritages....

Afin de porter remède à cette situation, le régime coercitif ne peut pas grand'chose.

Il faut surtout que le médecin devienne dans la société moderne le prêtre de la véritable gnose — qui est la connaissance de soi-même et de la nature — se rapproche davantage du profane vulgaire, — comme on disait autrefois, — du peuple souverain, comme on dit maintenant.

Evangéliste de la science en clair langage français, compréhensible à tous, et non plus en pathos, qu'il parle intérêt de santé, le plus réel de tous, hygiène de la vie courante ; qu'il répande les notions d'association, d'Assistance publique, les mutualités. En contribuant à fonder ou à diriger celles-ci, il évitera que sa dignité, ses intérêts soient lésés.

C'est là notre devoir social et même notre intérêt professionnel.

CONSULTATIONS DU SOIR

Le Professeur Fournier, savant très connu et homme très estimé, vient de faire à l'Académie de Médecine une importante communication.

Il y dénonce l'insuffisance des mesures policières vis-à-vis de la prostitution et demande, par surcroît, la création, dans les hôpitaux, de consultations du soir, spéciales aux maladies vénériennes, faites par des médecins des hôpitaux recrutés par un concours spécial.

Son opinion est considérable, cependant, elle ne me satisfait pas complètement.

A mon sens, les maladies vénériennes sont chose exclusivement médicale. La police n'a rien à y voir: les mesures qu'elle prend vis-à-vis de la prostitution, soi-disant en vue de la prophylaxie des maladies vénériennes, sont non seulement insuffisantes, mais funestes, parce qu'elles contribuent à marquer et à maintenir aux maladies vénériennes ce caractère délictueux, honteux, qu'il faut avant tout faire disparaître, car, pour les atteindre et les traiter, il importe tout d'abord de les empêcher de se cacher.

Un jour prochain luira où le public, comme nous médecins dès à présent, les considérera au même titre que la variole, la tuberculose, etc.

Ce jour n'est pas encore venu : les maladies vénériennes restent encore honteuses, secrètes ; elles préfèrent se cacher, se dissimuler, et je me demande, à ce titre, si l'idée d'une consultation spécialisée, comme d'un hôpital spécial, est bien satisfaisante — d'autant mieux que pour la très grande majorité des diagnostics, il n'est pas besoin d'un Fournier.

Au contraire, j'aime les consultations réservées aux femmes, afin de ménager leur pudeur et j'approuve les consultations du soir et multipliées pour éviter aux consultants la perte de temps et d'argent — j'étendrais seulement à toutes les maladies.

D'autre part, les médecins du bureau de bienfaisance, recrutés au concours, moins omnipotents et plus exacts que leurs confrères des hôpitaux, me paraissent mieux placés que personne pour ces consultations.

Grâce à leur dispensaire de quartier, j'aperçois une facilité pour le public, et la possibilité d'empêcher les abus de la gratuité.

Quelques consultations hospitalières spéciales pourraient fonctionner au second degré et à titre d'appel. Aussi je vois, sans doute, profit à ce qu'il y ait à l'Assistance publique des spécialistes, peauciers — non exclusivement vénériens — auristes, oculistes, etc., comme il y a déjà des accoucheurs.

Les malades s'en trouveraient mieux, comme aujourd'hui déjà les accouchées ; mais des médecins ou chirurgiens des hôpitaux s'en imagineraient lésés, la chose n'est donc pas encore faite.

LES CERTIFICATS MÉDICAUX DES ACCIDENTS DU TRAVAIL. — MUTUALISTES ET MALADIES VÉNÉRIENNES.

Comme un instrument nouveau, encore insuffisamment adapté, la loi sur les accidents du travail, dont le principe est d'ailleurs excellent (puisqu'il impose la responsabilité au plus capable, au patron) a besoin d'être polie par l'usage. Son application ne va pas sans heurts et grincements.

Exemple ce qui se passe dans les hôpitaux pour la délivrance des certificats aux blessés.

Au terme de la loi, un certificat doit être fourni à la mairie dans les 48 heures, et sous peine d'amende, par le patron responsable. Or à Paris, presque toujours l'accidenté a été transporté à l'hôpital. Dans ces conditions et jusqu'à ces temps derniers, le médecin du patron ou de son représentant, l'assurance, allait à l'hôpital et, se fondant sur les renseignements qui lui étaient fournis dans le service, établissait le certificat sur papier timbré.

Ceci vient d'être changé à la suite d'une décision du Ministre du commerce, fixant que le certificat doit être payé, mais établi par les soins du chef de service de l'hôpital traitant, considérant comme inadmissible, en raison des soins chirurgicaux, qu'un malade puisse être visité et examiné par un médecin étranger au traitement.

Je note immédiatement le malentendu. Jamais, évidemment, il n'a pu être question pour un médecin quelconque d'examiner ou d'inspecter l'accidenté — les convenances de la propreté chirurgicale et déontologique s'y opposent. — Ce serait d'autre part inutile, car un certificat définitif ne saurait être si prématurément établi. Le Ministre du commerce a donc été induit en erreur.

.·.

Au reste, il n'est pas mauvais, je crois, de rappeler la genèse de cette décision ministérielle.

Par un jour de pluie, un médecin d'assurances-accidents ayant pénétré avec son locati (selon le rite, les chefs de service seuls entrent en voiture dans l'hôpital) dans l'avant-cour de Lariboisière et ayant éclaboussé un piéton qui y est chirurgien, fut exclu de cet hôpital par le directeur, qui aurait pu, ce semble, simplement l'avertir de ne plus entrer avec sa voiture.

Quoi qu'il en soit, empêché dans son exercice professionnel, le praticien porta ses doléances successivement à sa Société d'arrondissement, puis au Syndicat des médecins de la Seine. Le président de ce dernier fit visite au directeur de l'Assistance publique, M. Napias, que par deux fois il ne rencontra point ! puis au Ministre du commerce, M. Millerand, parrain de la loi, qui, au contraire, l'accueillit fort bien et lui répondit quelque temps après une lettre selon ce que j'ai dit plus haut.

.·.

Mais le dernier mot n'est pas dit. Les médecins, tous vexés maintenant, protestent. Ils se plaignent d'être empêchés professionnellement dans l'intérêt supérieur des blessés — faisant ressortir qu'il est difficile, en raison du modus agendi dans les services de chirurgie, que les certificats puissent être délivrés par le chef de service dans les délais réglementaires — ajoutant que l'interne est légalement incapable d'établir ce document. Ils font remarquer aussi la différence de conduite, suivant les hôpitaux, à ce sujet, et déclarent avant tout avoir toujours été et vouloir rester médecins prudents et confrères corrects.

Une communication dans ce sens a été faite au congrès de médecine professionnelle et de déontologie.

D'autre part, les patrons responsables se plaignent des difficultés qui leur sont faites pour l'obtention de ce certificat. Ainsi le syndicat de garantie des entrepreneurs, puissante organisation mutualiste contre les accidents du travail, vient de faire parvenir ses représentations à M. Millerand, qui commence à s'apercevoir qu'il s'est trompé, et est assez intelligent pour le reconnaître.

Le *statu quo ante* va sans doute être rétabli. Dans l'espèce, l'arbitraire administratif n'aura eu d'autre résultat que d'ouvrir une fois de plus les yeux sur les beautés de l'Assistance publique : C'est plutôt imprudent à l'entrée des vacances.

Gare à l'éléphant de Bicêtre.

.˙.

Le premier Congrès international de médecine professionnelle et de déontologie, dans son assemblée générale de clôture, le 27 juillet 1900, a, sur la proposition du Dr Berthod, voté le vœu suivant :

« Le Congrès de médecine profession-
« nelle et de déontologie émet le vœu que
« les maladies vénériennes ne soient pas
« soumises à un régime d'exception dans
« les mutualités, mais traitées au même
« titre que toutes les autres maladies. »

Jusqu'à présent, les maladies vénériennes sont exceptées des soins médicaux et pharmaceutiques dans les mutualités ; cette décision est donc importante et vaut qu'on s'y arrête.

Tout d'abord, il est bon de faire remarquer que, matériellement, les médecins ne perdront rien, gagneront même, d'après le tarif à la visite, à soigner ainsi dans les mutualités cette catégorie de malades qui actuellement se traitent en contrebandiers ou vont à l'hôpital. — La mutualité, si elle a ses abus, a du moins l'avantage d'assurer au praticien un honoraire réduit, mais certain.

Par contre, les mutualités entameront ainsi leurs caisses, mais les avantages financiers que la loi leur confère et en général la façon dont elles prospèrent et s'accroissent leur permettent d'envisager sans crainte cette nouvelle dépense.

**

Au reste, la question est d'ordre plus élevé. Chacun sait le péril vénérien, c'est à-dire la diffusion de plus en plus étendue des maladies vénériennes, ainsi que leur influence sur la dépopulation, véritable mal national.

Quelles que puissent être les causes de ce péril vénérien, il est aujourd'hui démontré que la honte et la coercition policière, suivant la formule antique du moyen âge, ruinée par les idées médicales modernes, ne valent rien contre ces maladies qui ainsi considérées se cachent, restent secrètes et n'en sont que plus redoutables.

Pour les guérir, il importe qu'elles se fassent, qu'elles se laissent soigner et ne soient plus apeurées et honteuses. Le vénérien est un malade, au même titre qu'un contagieux quelconque, et doit être traité comme tel.

Cette notion familière au médecin n'est pas encore vulgarisée — ce qui se passe actuellement dans les mutualités pour les vénériens en est la preuve. Le vœu du Congrès de médecine professionnelle contribuera sans doute puissamment à la répandre.

LA TACTIQUE MÉDICO-SOCIALE.

A mesure que le ciel se dépeuple davantage — comme disait le professeur Pozzi, à sa leçon d'ouverture, — et, moins poétiquement, que l'homme, de jour en jour plus instruit et moins timoré, se révèle moins objectif et plus contingent, l'influence sociale de la médecine apparaît prépondérante de plus en plus.

Il convient que les diverses associations représentatives (sociétés, congrès ou ligues) où se discutent et se martèlent, pour ainsi dire, nos idées directrices, se pénètrent de cette notion.

Elles doivent s'étudier à pondérer et à modeler leur action à ce point de vue, toujours penser à la réalité pratique des choses avant même le système et la spéculation théorique.

Il n'en est pas toujours ainsi.

Pour ma part, j'ai plusieurs fois entendu des hommes de bonne volonté demander, faire voter même ce qu'ils savaient impratique, irréalisable : la déclaration obligatoire de la tuberculose par exemple.

Ils alléguaient qu'un congrès devait seulement avoir en vue les idées, n'avait point à se préoccuper de l'application pratique, laquelle devait être laissée aux soins des pouvoirs publics et de l'administration.

Ce raisonnement d'astrologue capable de demander la lune est valable peut être au pays d'Utopie, mais assurément pas ici.

.˙.

Pour obtenir, il nous faut demander :

Raisonnablement : sinon l'opinion publique — qu'en notre temps de suffrage universel, il est nécessaire d'émouvoir pour obtenir quelques réformes — s'en désintéresse. D'autre part, l'Administration, toujours hostile à qui la veut remuer, ne demande qu'à profiter diplomatiquement de notre maladresse : soyez théorique *et elle classe* béatement et narquoisement en ricanant des médecins rêveurs toujours et gêneurs.

Incessamment : car la goutte qui tombe ainsi arrive à percer la pierre la plus dure.

A la mode du jour : c'est-à-dire bruyamment, saisissant l'opinion publique, la presse, devenant agitateurs et publicistes par des conférences, des affiches, des images, des concours, des médailles, des prix, etc.

Autre condition importante. Il faut savoir rester indépendant malgré les séductions et les flatteries de l'administration qui, au manque des autres procédés, cajole, décore, endort, enlise, usant, annihilant ainsi les meilleurs.

*
* *

Faut-il citer des faits ?

Comparez, je vous prie, l'action des ligues contre l'alcool, la tuberculose, à celle de l'Académie de médecine sur le même terrain.

Et cependant, celle-ci n'est point fonctionnarisée comme la Faculté. Elle est presque indépendante vis-à-vis du gouvernement en raison du minime budget alloué ; la valeur individuelle de ses membres est indéniable ; les rapports qu'on y lit sont très savants ; les prix et médailles qu'on y distribue sont nombreux....., Mais le résultat pratique !

Pour agir, feu Bergeron, le si honoré secrétaire perpétuel, ne dut-il pas créer son œuvre si utile des hôpitaux marins, et participer à la Ligue contre l'alcoolisme.

Des affiches pour l'hygiène, venant de l'Académie de médecine, n'auraient pourtant guère de peine à être plus populaires et plus écoutées que celles signées par le Préfet de police.

P. S. Un confrère très distingué me demande de protester au sujet du récent incident de Beaujon (1) ; mais je ne connais pas exactement les faits.

Au surplus, que notre confrère s'arme de patience : nous en verrons bien d'autres.

En raison de l'état actuel des esprits à notre endroit, avec la mentalité de certains policiers, *assermentés*, ne l'oublions pas, par conséquent infaillibles, et leur zèle pour les primes, nous devons nous attendre à tout.

La série noire ne fait évidemment que commencer.

---

(1) Un chirurgien de cet hôpital, à la suite d'une rachicocaïnisation pour arthrotomie du pied, avait été enquêté par un commissaire de police.

LA SOCIÉTÉ DE PROPHYLAXIE SANITAIRE ET MORALE.

Le Dr Barthélemy, le dévoué secrétaire général de la Société de prophylaxie sanitaire et morale (professeur Fournier, président ; sénateur Bérenger, vice-président), m'a dernièrement adressé les deux premiers fascicules du compte rendu des séances de cette société. Je l'en remercie.

Cette œuvre, qui est une filiale de la 1re Conférence internationale de Bruxelles, est la reprise, avec plus d'ampleur et d'officialité, de l'idée qu'avait généreusement réalisée depuis quelques années le Dr Boureau, le même qui fonda jadis l'Association des Étudiants.

Elle est des plus intéressantes au point de vue social et national, puisqu'elle se propose de combattre la prostitution et la syphilis, c'est-à-dire, dans la Babylone moderne, le mal français, ainsi que s'expriment des outranciers et des étrangers qui jugent de Paris par le boulevard et la Butte, leur art et leur littérature.

Pour aboutir, bien des activités et des bonnes volontés seront nécessaires ; car c'est en somme une véritable révolution à accomplir.

.·.

Il faudra d'abord qu'à la première occasion, son noyau d'organisation une fois solide, la Société de prophylaxie abandonne la forme trop étroite de société, qui est souvent de distraction, d'admiration mutuelle ou d'arrivisme, dont les travaux ne viennent guère au dehors, ou, s'ils y réussissent, vont échouer et mourir dans les cartons administratifs.

Qu'elle aille délibérément au grand public et au grand jour, qu'elle se dénomme, qu'elle s'affiche « Ligue contre la prostitution et la syphilis », par exemple, avec un titre et un but facilement compréhensibles et clairs pour tous.

Comme réformes immédiatement réalisables, je la comprends, demandant :

Contre la prostitution, *la recherche de la paternité*, et *la réglementation hygiénique du travail* avec responsabilité du père ou du patron, *la déchéance des parents indignes*, et l'assistance des enfants, etc..

Contre la syphilis et les maladies vénériennes, *l'éducation populaire*, et *la suppression de la réglementation*, c'est-à-dire
du monstrueux « hors la loi » qui, sous couleur d'hygiène et d'une prophylaxie en réalité
illusoire, sert de couverture à d'abominables
abus et à de louches exploitations.

*
* *

L'essentiel, en effet, pour soigner les malades vénériennes c'est qu'elles y consentent,
qu'elles ne se dérobent point.

Le contraire est donc de les flétrir, de les
rendre honteuses, par conséquent secrètes.

Or à l'heure actuelle, à juste ou injuste titre,
il ne m'appartient pas de le discuter ici, la
police, surtout peut-être celle des mœurs, a
un mauvais vernis.

La réglementation policière c'est la honte
consacrée, sinon le cynisme, d'où le secret
pour la vérole : avec un résultat, d'ailleurs
insuffisant, car l'inscription n'atteint qu'un
petit nombre des prostituées, vraisemblablement pas la dixième partie.

On dit que le but de la jeune société de
prophylaxie n'est point adéquat au sentiment
public sous ce rapport. On établit même un

rapprochement entre les rafles et les arrestations arbitraires, type Chaussée-d'Antin, qui
depuis quelque temps fleurissent à nouveau,
et la fondation de cette société.

Ceci serait peu médical et paraît improba-
ble. On ne le comprendrait pas d'un président
comme le professeur Fournier qui s'honora
autrefois comme philanthrope en faisant
changer, à Lourcine, le régime de quasi-pri-
son en celui de l'hôpital.

Il est cependant déjà fâcheux qu'on le dise ;
et il serait funeste que cette opinion vienne à
prendre corps.

Dans le même ordre d'idées, il faut engager les mutualistes à considérer et à soigner
les maladies vénériennes au même titre que
les autres affections.

Il y aurait encore beaucoup à dire, et j'y
reviendrai. En attendant, je souhaite bonne
vie et prospérité à la Société de prophylaxie
sanitaire et morale.

LE BREVET D'INFIRMIÈRES.

Je ne suis point de ceux qui conseillent l'abstention ou le silence dédaigneux.

Qui ne dit mot consent, dit-on. J'estime, au contraire, qu'il faut dire notre mot à propos de chaque question qui nous intéresse afin d'éviter que, par la suite, nous nous trouvions surpris à notre tour et peut-être molestés un jour.

Au reste, la médecine tient à tout.

Ainsi la loi sur les associations elle-même nous touche par certains côtés.

Certes, il n'est pas encore de congrégations de médecins, et l'obligation d'autorisation, celle de déclarations d'individus, la soumission à l'évêque, ne nous atteignent guère. Mais il est des congrégations hospitalières de gardes-malades, il en est même de pharmaco-poiétiques, juxta-médicales par conséquent.

*
* *

Pour tout esprit non prévenu, à considérer depuis vingt ans certaines manifestations comme le verbe de prédicateurs tels qu'à Lourdes, le prosélytisme politique des assomptionnistes, le ton polémique des *Croix* etc....., aussi bien que la main mise sur la haute administration (spécialement la militaire) par les jésuites, grâce à leurs associations d'anciens élèves, il était naturel de penser qu'une réaction devait fatalement se produire.

Elle a lieu aujourd'hui sous forme d'une loi. Celle-ci, comme toutes les lois, ne fera sans aucun doute que formuler, enregistrer, une aspiration générale ou de la majorité, corriger un abus, moderniser un anachronisme. Après les heurts et froissements inhérents à toute mise en train, il en subsistera seulement ce qu'elle peut porter d'utile.

*
* *

Puisque le fameux « Sint ut sunt, aut non sint » se trouve ainsi devenu caduc : il importe au moins que nous sachions en profiter afin d'obtenir quelques modifications et progrès au sujet de ces congrégations que j'ai appelées plus haut juxta-médicales.

Celles qui fabriquent des médicaments (sans y comprendre la Chartreuse, qui confine cependant à l'élixir de Garus) tels que solutions bi-phosphatées, confitures dépuratives et stomachiques etc., ou les Malts, ne m'arrêteront pas ; elles regardent le pharmacien.

J'ai en vue ici les congrégations juxta-médicales proprement dites, c'est-à-dire celles que nous côtoyons tous les jours, les religieux et religieuses hospitalières et gardes-malades, dont nous avons tous pu constater les lacunes, mais apprécier aussi l'utilité, la nécessité même, là où n'existe point encore la véritable infirmière, la professionnelle laïque ; c'est-à-dire, à l'heure présente, presque partout ailleurs que dans les très grandes villes.

Ne serait-il pas, précisément maintenant, opportun d'établir un *diplôme* (puisque nous sommes un peuple de parchemins) d'infirmier et d'infirmière, comparable à celui d'herboriste ou de sage-femme, et de rendre ce diplôme ou tout au moins une instruction professionnelle obligatoire aussi pour les religieux ou religieuses gardes-malades au même titre que le brevet de capacité qui leur est déjà nécessaire pour enseigner.

Depuis l'antisepsie, notre arsenal thérapeutique est devenu si puissant, si riche en poisons, si dangereux à manier qu'il demande un apprentissage bien plus compliqué qu'autrefois. D'autre part, en vue de l'asepsie, une infirmière a besoin d'une véritable éducation d'hygiène et de propreté, que, sans parler du costume, les religieuses et religieux ne possèdent pas toujours.

Puisque, par la force des choses, et pour l'aide du médecin, ces dernières sont encore appelées dans la campagne à jouer le rôle d'infirmières secouristes, comparables aux nurses communales anglaises, il convient qu'elles aient aussi un diplôme et surtout l'instruction professionnelle.

Un brevet d'État, avec ou sans insigne, contribuerait aussi singulièrement à relever la profession d'infirmier et à en améliorer le recrutement.

LES ANARCHISTES DE LA VÉROLE.

J'ai reçu plusieurs lettres à propos de mon article sur la Société de prophylaxie sanitaire et morale.

Pour cet hiver, on nous promet, du reste, à côté de la lutte pour la tuberculose, la déclaration de guerre ouverte contre la syphilis, dont le signal sera donné par une pièce de M. Brieux chez Antoine.

C'est parfait. Mais ici il y a une question préjudicielle qu'il importe de poser et d'éclaircir, car elle amènerait des discussions et des dissidences — c'est celle de *la réglementation*. L'usage a d'ailleurs montré l'insuffisance et l'inutilité de cette mesure que beaucoup estiment, en outre, nuisible et contraire au but à atteindre.

*
* *

Expliquons-nous. Il est plusieurs façons d'envisager les rapports de Vénus et du gouvernement.

Ainsi dans l'armée (Mars, c'est notoire, fut toujours particulièrement cher à Vénus), lorsqu'un soldat en est atteint, il doit, sous peine de salle de police, dénoncer la prêtresse intermédiaire.

Il est juste de remarquer que — par reconnaissance du périnée — cette dénonciation imposée est souvent refusée ou faussement appliquée à une autre personne; il est à observer, d'autre part, que la durée de l'incubation, s'il s'agit de syphilis, la rend forcément très incertaine.

Ce mode de dénonciation, peu civil, est donc aussi illusoire.

En mémoire de ces errements sans doute, le hobereau ou le bourgeois de province qui, venu à Paris pour affaire urgente, rapporte d'un pèlerinage à Montmartre la syphilis ou la blennorrhagie, envoie parfois à la police sa dénonciation anonyme ou rarement signée.

Ce pseudo-naïf se dit trompé sur la valeur de la marchandise vendue. Que n'attaque-t-il alors logiquement le préfet de police, inscripteur responsable, en dommages et intérêts !

Tout ceci me rappelle le poète (1).

O Bêtise, éternel veau d'or des multitudes,
Toi dont le culte aisé les plie aux servitudes...

*
* *

(1) Sully-Prudhomme.

La réglementation est plus raisonnée, mais dure au faible, férocement injuste et égoïste. L'hygiène et la médecine lui forment une parure, une sorte de couverture contre l'impopularité, mais ne sont en réalité qu'accessoires.

Quoique subissant l'influence du milieu, les médecins de l'administration sont, au fond, de notre avis : ils considèrent la réglementation comme illusoire, attentatoire à la liberté individuelle, absolument insuffisante, ils réprouvent ces arrestations arbitraires de femmes, telles que celles que les journaux nous signalèrent récemment — toujours à la Chaussée-d'Antin.

Mais ils excusent l'inscription, les rafles et autres *réflexes* — le mot n'est pas de moi — comme une sorte de mal nécessaire pour retirer de la circulation toujours au moins quelques vénériennes en puissance de contagion.

On ne peut croire que ce soit afin de légitimer leurs fonctions et remplir leurs services. Car la transformation du Dispensaire et de Saint-Lazare en consultation spécialisée et en hôpital les peuplerait encore davantage !

Néanmoins, on les sent hésitants et troublés : l'incertitude est dans leurs conseils.

*
* *

Il en est d'autres enfin — dont la très grande majorité des médecins — à qui répugnent l'injustice et l'arbitraire, humains avant tout, et qui, dépouillant le vieux préjugé atavique, considèrent les maladies vénériennes comme toute autre maladie contagieuse.

Loin de les apeurer et de les tarer par une surveillance policière, ces hommes veulent au contraire instruire et réconforter les vénériens, leur inspirer confiance pour que restant discrets ils ne soient plus honteux et secrets, mais se fassent soigner et deviennent ainsi moins dangereux pour la collectivité.

Ils estiment que c'est affaire de médecine, d'instruction, d'éducation, mais non de répression, et redoutent avant tout l'esprit, la promiscuité et la contagion morale des milieux comme celui de Saint-Lazare.

Les malheureuses désespérées qui, sous couleur de traitement médical, y sont ainsi flétries, cherchent trop souvent l'oubli ou la vengeance, celle-ci tout d'abord par la diffusion de leur mal.

Elles deviennent les anarchistes de la Vérole, produit de la police à faux, soit ici de la réglementation, et ce ne sont certes pas les moins dangereuses.

LA CENSURE DES AVARIÉS.

Je ne crois pas que la pudibonderie soit pour grand'chose dans l'interdiction des *Avariés*. Anastasie n'est pas si prude ; elle en a vu bien d'autres, à considérer le théâtre et le café-concert actuels. En outre, elle ne tient guère sans doute à faire tant parler d'elle, au moment où il est si fortement question de la casser aux gages.

Mais avec *Les Remplaçantes*, M. Brieux, avait déjà, l'année dernière, lancé un gros pavé dans la mare aux grenouilles de l'Administration.

Les Congressistes d'Assistance familiale en ont récemment encore bien ressenti l'impression lorsque le rapport du Dr Raimondi, relatif au placement familial et à la surveillance des nourrissons, étant venu en discussion, desobservations plutôt aigres ont été échangées : tellement que la non-impression dans le compte rendu général du rapport et des répliques a dû être votée.

Rappelons-nous aussi les deux circulaires

de police adressées l'une aux bureaux de nourrices, l'autre, à la suite d'une polémique du *Matin*, aux médecins inspecteurs des nourrices du département de la Seine.

Apparemment, on a craint des *Avariés* (pourquoi pas carrément, les *Plombés ?*) une portée encore plus grande. La syphilis eût vraisemblablement amené sur la sellette la police des mœurs : si bien que, prévoyant des révélations trop sensationnelles, et afin de les éviter, on a fait appel à la censure.

Au point de vue de l'hygiène et de la prophylaxie, si souhaitables pourtant, des maladies vénériennes, cette interdiction est des plus regrettables : car chez nous, et M. Brieux en est un brillant exemple, rien n'agite l'opinion comme le théâtre. On eût causé de la vérole, discuté, polémiqué, interviewé.... et de tout cela eût jailli sans doute un peu de lumière, plus de raison et de prophylaxie.

.·.

Les hygiénistes ou philanthropes, je parle des désintéressés et des convaincus, ont, parfois, relativement à la police, une idée qui n'est point exacte. Ils s'imaginent que la tu-

telle, la garantie, l'estampille de cette administration leur est utile et nécessaire.

Au début, je veux bien le croire, et lorsque
l'Hygiène et la Solidarité étaient encore en
nourrice, il a pu en être effectivement ainsi ;
mais depuis, la situation a bien changé. De
fait, maintenant les rudes procédés de la
police n'ont rien qui puisse convenir à ces
estimables dames ; ils ne sauraient que leur
faire partager son impopularité tandis, au
contraire, que leur rôle est d'être aimables
afin d'attirer et de persuader.

.·.

Au surplus, l'hygiène, pour la police, qui
a bien d'autres soucis, ne peut être qu'une
manière de distraction, de passe-temps, une
couverture de modernité utile, amusette ou
parure, à un titre plus haut qu'un concours
de jouets, je veux bien le croire.

Il s'agit d'amadouer l'opinion publique, à
défaut des bombes qui ne l'apeurent plus, ou
de crimes qui ne l'émeuvent guère, et de légitimer dans une certaine mesure un budget
presque aussi lourd que celui de l'assistance
publique, surtout à l'heure de discuter.

Est-il nécessaire de rappeler des faits : l'ordonnance de police sur les théâtres, muette au sujet de l'hygiène, le résultat presque nul des ordonnances sur la fumivorité, et la défense de cracher ; faut-il enfin constater que le préfet de police, président du conseil d'hygiène, ne peut guère y assister que deux fois dans sa carrière, l'une à son entrée, l'autre à sa sortie de fonctions.

En somme, l'Hygiène n'est pas et ne doit pas être de la Police.

« Qui trop embrasse, mal étreint ». Encore le titre d'une pièce censurée !

LE PLACEMENT FAMILIAL DES TUBERCULEUX (1).

Puisque nous sommes Congrès d'Assistance familiale et réunis ici en section pour nous prononcer relativement à l'assistance familiale des tuberculeux, c'est que l'admission du principe est déjà implicite : je tiens à le faire remarquer dès l'abord.

Ceci posé, afin de bien définir notre sujet, il importe d'éliminer ce qui a trait à l'assistance du tuberculeux dans sa famille et à l'assistance de la famille du tuberculeux. Ce sont là motifs du plus haut intérêt, il faut le reconnaître, mais je m'occuperai seulement à cette heure du *placement familial des tuberculeux*, c'est-à-dire du placement rémunéré, surveillé et suivant contrat bilatéral, de tuberculeux dans des familles, à lui étrangères, mais consentantes et choisies.

Je m'explique, et je vais m'efforcer de le faire en toute indépendance d'esprit suivant

(1) Communication au Congrès international d'Assistance familiale (séance du 31 octobre 1904).

une allusion dont je suis fier et qui m'a été faite dans ce Congrès. Au reste, je ne parlerai point en solitaire, car je suis ici délégué de la Société médico-chirurgicale et de la Société médicale du IXe arrondissement, soit environ de 100 médecins parisiens et non des moindres.

∴

La contagion de la tuberculose est indéniable, caractérisée par le bacille de Koch. Ce bacille, quoique aérobie, ne vit pas ou très mal — ainsi que les moisissures — à l'air renouvelé, à la lumière et surtout au soleil : le soleil, Messieurs, le « deus certus » de l'empereur romain et des tuberculeux.

Le bacille est aussi très petit, très fragile, très délicat.

Ce sont là constatations de laboratoire, faites généralement dans des milieux de cultures favorables, sur des cobayes ou des lapins en particulier, toujours très loin par conséquent de la vie courante et de la pratique des hommes. J'insiste exprès pour montrer combien les conclusions et systèmes de laboratoire doivent toujours être réduits à ce point de vue.

La clinique, la pratique, appuient avec une force singulière cette notion de fragilité du bacille, de *contagion facilement évitable* de la tuberculose. Il est certain, par exemple, que si la tuberculose était très contagieuse, peu de Parisiens y échapperaient, et pas un médecin, en raison de nos mœurs et habitations casernières.

Je crois que, dans un but d'hygiène et de prophylaxie louable, on a trop dramatisé, exagéré la contagion de la tuberculose dans ces dernières années.

La peur ainsi que le remords, je le sais, sont les grands facteurs de la charité ; mais à trop apeurer, on risque aussi de faire traiter les tuberculeux en parias, de déterminer, si on va ainsi trop loin, une réaction anti-microbienne qui serait désastreuse pour l'hygiène.

Je me demande si nous n'en sommes pas là, et n'en déplaise à notre Président, Prof^r Landouzy, le Napoléon de la société contre la tuberculose par l'éducation populaire, et à monsieur le Dr Letulle, le Pierre l'Ermite de l'œuvre des sanatoriums populaires, je crois que le genre de vie et les conditions de vie sont autrement importants.

Le milieu et le terrain priment le bacille.

C'est heureux, car les poussières tuberculeuses parmi lesquelles nous vivons nous assiègent de toute part... elles sont trop.

C'est la misère, le surmenage, le logement insalubre, et aussi, comme disent les Bourguignons, « la fiole et la fille », qui sont les causes prépondérantes ; dans ce but doit être instituée l'assistance du tuberculeux à côté du traitement médical proprement dit.

.˙.

Vis-à-vis du tuberculeux, l'indication est donc double :

D'ordre individuel : il s'agit de détruire le bacille et surtout d'aider à sa destruction par la réfection du terrain, en sustentant (sans suralimentation), en hygiénisant, en fortifiant l'organisme attaqué, en le rappropriant, à tous les sens du mot, en lui donnant de nouvelles habitudes. Il faut encore modifier le milieu de cet organisme, le milieu de vie, d'habitation, d'atmosphère, de travail, etc., presque toujours dépayser, le ruraliser.

D'ordre collectif ou social : il s'agit d'éviter la contagion, c'est affaire de prophylaxie.

20.

La tâche est immense. Philanthropes, médecins, hommes politiques, administrateurs, doivent y concourir chacun à sa mesure, sans exclusivisme de système et en s'entr'aidant réciproquement.

C'est dans cette pensée que je vais étudier l'assistance familiale du tuberculeux en procédant par comparaisons successives, de manière à en faire ressortir plus nettement le caractère, la supériorité, j'ose le dire.

.

Dans ce que le docteur Landouzy a si heureusement nommé « l'armement anti-tuberculeux », les colonies de vacances jouent un rôle prophylactique de premier ordre pour les enfants des grandes villes, surtout lorsque, placées au bord de la mer, l'action du hâle marin vient effectuer son durcissement, son tannage cutanéo-muqueux, si utile barrière contre les microbes dès la rentrée.

Avec les reposoirs de convalescence et de surmenage créés par certaines administrations, ces colonies me paraissent une des modalités heureuses de l'assistance quasi-familiale contre la tuberculose.

Les dispensaires urbains de tuberculeux

ne sont qu'un palliatif. Ils ont pour avantage de rendre possible l'éducation hygiénique du malade et de son entourage ; ils permettent au tuberculeux de continuer à travailler selon ses forces, en soutenant sa famille qu'ils subventionnent et aident parfois aussi de leur côté ; ils améliorent au moins et prolongent un malade qu'ils ne guérissent presque jamais.

Ils fonctionnent secondairement dans l'intérêt de la collectivité et, comme instrument de prophylaxie : leur rôle est donc réel, mais insuffisant. J'ajoute que ces dispensaires deviendraient néfastes comme centres d'infection et de réinfection, s'ils n'étaient pas aménagés selon les plus grandes précautions d'antisepsie, isolés comme il convient des quartiers populeux.

L'hôpital, et ici je ne veux envisager que l'hôpital moderne, l'hôpital spécialisé, placé comme il convient, en bon air, loin des fumées et des poussières des villes, l'hôpital-villa, l'hôpital, si perfectionné qu'il soit, est briseur de famille et rappelle la caserne. Ce n'est qu'un pis-aller, momentanément et encore nécessaire il est vrai.

Au surplus, la distinction artificielle, mal

clinique et trop laboratoirement subtile entre les tuberculeux ouverts et les tuberculeux fermés peut être le fait de propriétaires de sanatoriums suivant qu'ils veulent ouvrir ou fermer la porte de leur maison à tel ou tel malade, mais, vouloir en jouer pour maintenir exclus de certains établissements d'assistance publique de pauvres phtisiques repoussés de partout faute de place, dit-on, alors que les lits sont vides dans ces hôpitaux pseudo-sanatoriums que nous payons tous — ceci me paraît inhumain et contraire à l'idée même d'assistance.

Il est évident, par ailleurs, que tout ce que nous savons de l'évolution et du pronostic des lésions tuberculeuses suivant les observations faites dans les hôpitaux actuels et parmi l'atmosphère infectée des villes sera sans doute singulièrement modifié lorsque les conditions d'hygiène et surtout d'atmosphère (car la tuberculose est très généralement une maladie due à l'air) seront plus logiquement instituées.

Je n'aime guère l'expression de « Sanatorium », sorte d'hybride germano-latin. Notre vieille langue française ne manque cependant pas de mots, que je sache, pour exprimer ce qui va bien à notre caractère populaire.

Je crains donc que cette importation d'une chose et d'un mot d'outre Rhin ne cadre pas, de par son caporalisme, avec nos habitudes et notre individualisme chatouilleux.

Au reste, c'est leur affaire, car les maisons de santé ou hôpitaux privés pour tuberculeux sont autonomes et libres. Ce sont des pensions utiles pour toute une catégorie de malades ayant besoin d'être guidés, encasernés.

Je ne pense pas que leur emploi puisse être généralisé et qu'on impose jamais chez nous au tuberculeux ouvrier le service au sanatorium ainsi qu'au soldat le service à sa garnison. Ils coûtent cher et pour en avoir suffisamment il faudrait bien des millions.

Quoi qu'il en soit, avec, à sa tête, un meneur d'hommes, une pareille maison privée guérit des malades, elle répond à certaines mentalités, rend des services et mérite d'être encouragée.

Je demande pardon de ces comparaisons utiles et j'arrive au placement familial des tuberculeux.

Le placement familial fonctionne depuis longtemps déjà pour les nourrissons, pour les enfants assistés — depuis dix ans environ, pour les aliénés en France, sur l'initiative du Dr Marie, ainsi qu'en Belgique. Les résultats ont été satisfaisants, puisque nous sommes ici pour en étendre d'usage.

Il consisterait, dans l'espèce qui nous occupe, à désigner des tuberculeux *capables d'en bénéficier* — des tuberculeux chroniques, ne nécessitant ni surveillance médicale constante ni soins particuliers, choisis selon la pratique raisonnée et la conscience des médecins, mais non pas seulement d'après l'exclusivisme étroit d'un examen ou d'un système de laboratoire. Ces tuberculeux seraient ensuite placés comme en pension dans des familles appropriées, c'est-à-dire propres, consentantes et surveillées.

M'est avis qu'avec la baisse du taux de l'argent, la difficulté de vivre pour les temps qui se préparent, vous trouverez bientôt pour accueillir ces tuberculeux des milieux supérieurs à ce qu'on pourrait supposer.

J'ajoute qu'il n'est pas actuellement question de placer d'emblée et immédiatement tous les tuberculeux. Il faudra sérier ici comme toujours — se limiter aux enfants pour commencer peut-être; d'ailleurs, nous ne sommes que Congrès et pas du tout l'Exécutif, et il ne s'agit que d'émettre un vœu.

Le placement familial se recommande par *le bon marché*, en moyenne 2 francs par jour pour adulte, 1 fr. 50 pour enfant. Il offre la réalisation pour le tuberculeux d'un climat thérapeutique d'élection, l'aération, l'ensoleillement, et la *ruralisation* : par ce mot, j'entends, pour l'homme de la ville, le genre de vie rural, c'est-à-dire une orientation vers des habitudes nouvelles, agricoles, salubres et souvent salutaires.

J'aperçois enfin, dans ce mode d'assistance, une *prime à l'hygiène* du campagnard grâce aux malades ainsi placés et pour lesquels il y aura concours. Le paysan ayant intérêt à être propre, comptez qu'il le deviendra.

Certes, Messieurs, il n'est pas dans ma pensée de voir dans le placement familial des tuberculeux un palladium ni une rente; et il y aura pour ceux qui les recevront, en regard de la pension payée, des ennuis, des charges, et même certains risques professionnels de contagion, quoique à mon sens on les excède. Ceci ne m'inquiète pas, et je suis convaincu que les médecins, dont c'est le rôle, et l'administration sauront y veiller, — quitte à s'assurer même s'il en est besoin !

En outre, le tuberculeux surveillé et guidé sera, convenez-en, toujours moins dangereux à la campagne qu'à la ville, à cause de l'entassement et du confinement moindres.

Pour toutes ces différentes raisons, j'estime que le placement familial est désirable pour les tuberculeux, et je crois que nous devons émettre un vœu dans ce sens.

A PROPOS DU CONGRÈS D'ASSISTANCE FAMILIALE.

Le congrès international d'assistance familiale vient de clore ses travaux. L'impression que j'en rapporte est qu'une période nouvelle va s'ouvrir pour l'assistance publique.

Jusqu'à présent, en effet, l'assistance du malade gravitait, comme toutes nos institutions napoléonniennes, autour de la caserne, soit ici l'hôpital. Celui-ci fonctionnait administrativement pour la prébende de l'employé et l'étiquette ou la virtuosité du médecin (1), autant au moins que pour l'utilité et la guérison du malade.

L'acquisition de notions simples et certaines dans la médecine, grâce à la méthode expérimentale rigoureusement appliquée et exactement interprétée, l'étude des contagions et le développement de l'hygiène ainsi que de l'esprit démocratique de solidarité, sont en passe de substituer à cette antique conception, une idée plus humaine et aussi

(1) Les chirurgiens de province ne s'en contentent plus ; ils demandent maintenant des honoraires pour les accidentés du travail reçus dans leurs services.

plus logique, d'où résultera un bouleverse-
ment complet de nos modes d'assistance.

On ne saurait plus admettre d'expériences
« tanquam in anima vili ». L'hospitalisé est
un égal ; l'assistance n'est plus une charité ni
même un devoir, elle devient un droit. Le congrès d'assistance familiale a même, dans cet ordre d'idées et sur ma demande, formellement
reconnu le droit des vieillards à l'assistance.

Suivant cet esprit nouveau, il était logique que l'assistance devînt familiale.

Qui dit assistance familiale dit en réalité
deux choses :

1° L'assistance du malade dans sa famille,
à domicile ; c'est évidemment la méthode de
choix, hormis certaines contagions, car elle
laisse le malade chez lui.

Il suffit cependant de considérer l'insalu-
brité habituelle des conditions de vie pour
les assistés, l'organisation défectueuse des
bureaux de bienfaisance, comparée à l'ardeur
des médecins de l'assistance à domicile, pour
concevoir que ce mode d'assistance a singulièrement besoin d'être modifié et amélioré.

2° A côté de l'assistance à domicile, et
comme dérivatif à l'hôpital, apparaît le placement familial, c'est-à-dire le placement du

malade dans une famille consentante, appropriée, choisie et payée.

Pour les chroniques et pour tous les pulmoniques parisiens, lorsqu'il n'est pas besoin de soins médicaux particuliers et continus, le placement familial et rural semble devoir être indiqué.

Je sais bien qu'on a argué d'une contagion tuberculeuse possible : mais la pratique montre qu'elle est facilement évitable, beaucoup moins à craindre raisonnablement qu'on ne le proclame depuis quelques années. D'ailleurs, si, dans la tuberculose que nous ne savons pas guérir, nous sommes impuissants même à empêcher la contagion, à quoi servons-nous, je vous le demande ?

La légitimité du placement familial des tuberculeux a été la grosse discussion du congrès, résolue par l'affirmative.

L'assistance familiale comprend aussi l'assistance à la famille du malade.

Il est inadmissible, en effet, de laisser sans secours, dans la gêne ou dans la misère, une famille dont le ou les soutiens sont incapables de travail.

Mais ici, il faut bien le dire, le sujet sort un peu du cadre médical : je n'y insiste donc pas.

L'ASSURANCE DU MÉDECIN CONTRE LES RISQUES PROFESSIONNELS.

C'est maintenant fini du temps de la bonne franquette. On lutte aujourd'hui pour la vie âprement et sans vergogne, tellement que dans le négoce, il y a, prétend-on, communément un dupeur et un dupé.

Or, à vouloir commercialiser la médecine, qui ne peut livrer en fait de marchandise qu'une ordonnance et de la confiance, surtout à faire virer la chirurgie à l'opération de bourse, certains ont réussi à donner au public, relativement à notre profession, une idée adéquate à celle de commerce.

Il en est peu à peu résulté le concept de métier appliqué à l'art médical, une moindre confiance dans la science et dans la conscience du médecin, se traduisant dans quelques cas par des demandes en dommages et intérêts.

A beaucoup je sais bien que ce risque professionnel d'argent paraîtra comme étant d'ordre secondaire, comparativement à tous ceux que nous subissons à chaque moment, du fait des contagions par exemple.

De fait, la médecine — et c'est pour cela qu'on l'aime — prend, expose, use et tue plus que les autres professions.

.·.

Il ne faudrait pas cependant qu'on nous exploite, qu'on nous fasse chanter !

Il devient donc naturel que le médecin, à l'heure présente, cherche à s'assurer contre les risques professionnels, ainsi que les pharmaciens le font depuis longtemps déjà.

La question est venue dernièrement à l'assemblée générale du Syndicat des Médecins de la Seine, suivant une proposition du Dr Vimont demandant la constitution du syndicat en une sorte de mutuelle risques professionnels, assurant en bloc tous les membres du Syndicat, au moyen d'une élévation de la cotisation qui se trouverait portée de 10 à 15 francs.

Le principe est assurément séduisant, mais nous assurer les uns les autres, en famille pour ainsi dire, avec cinq francs par an me paraît bien difficile à réaliser pratiquement. Avec un millier de syndiqués cela fait 5.000

fr. de risques annuels sans compter, si une compagnie d'assurances nous prend en charge l'honnête courtage qu'elle ne manquera pas de prélever, car les compagnies d'assurance ne travaillent pas pour la gloire. 5.000 fr. de risques pour 1.000 médecins c'est trop peu.

D'autre part, le risque professionnel n'est pas le même pour tous les médecins : il varie avec l'étendue de la clientèle, la qualité de cette clientèle, la personne du médecin; il est incomparablement plus élevé pour le chirurgien qui touche de plus gros honoraires que le praticien, etc.

Il y aura aussi une catégorie spéciale à établir pour les médecins et chirurgiens chargés d'un service administratif et surtout hospitalier et qui sont, ainsi qu'on le sait, personnellement responsables.

En effet, on a, dans ces derniers temps, ouvert l'accès des hôpitaux aux malades payants ; ceux-ci en veulent pour leur argent et s'il y a insuccès ou erreur, il se trouvera facilement un homme d'affaires dichotomiste ou un avocat pisteur pour arguer la faute lourde et les engager à des poursuites en dommages et intérêts.

Au surplus, il existe déjà des assurances

pour les risques professionnels du médecin et voici quelques chiffres qui m'ont été communiqués obligeamment :

Versement annuel pour une garantie de 10.000 *francs.*

Médecins......................	25 francs.
Chirurgiens, opérateurs, oculistes.	35	—
Dentistes.....................	30	—
Gardes-malades, sages-femmes, masseurs......	20	—

Ces chiffres sont évidemment loin d'être définitifs, car jusqu'à présent, on peut le dire, les médecins assurés ne sont que la très rare exception.

Il est certain que s'ils venaient en grand nombre, les compagnies leur consentiraient d'importantes réductions, en considération aussi de l'avantage indirect qu'elles pourraient retirer de l'assurance d'un médecin.

En résumé, assurons-nous, il en est temps : assurons-nous par une mutuelle médicale, ce sera bien, — avec l'appui des syndicats et autres associations déjà existantes, *mais en dehors et à côté d'elles, je crois que ce sera mieux. Suum cuique.*

LES PRIX DE L'ACADÉMIE DE MÉDECINE.

Le deuxième mardi de décembre, l'Académie de médecine tiendra, selon la coutume, sa séance publique annuelle et distribuera ses prix (1901).

Il peut en être accordé cette année pour une somme de 54,000 fr. sans compter les 24,000 fr. de rente du prix Audiffret et les 5,500 fr. du prix Gerdy, pour les eaux minérales, dont il n'est habituellement pas attribué la totalité.

C'est beaucoup d'argent. A y réfléchir, il suffirait de deux annuités telles pour parfaire la centaine de mille francs indispensables à l'arrangement intérieur de la nouvelle Académie de médecine ; faute de quoi, celle-ci et sa bibliothèque sont menacées de rester en souffrance parce que, cette année, la commission du budget juge impossible d'accorder la subvention nécessaire.

Par malheur, un pareil virement est impossible, car tous les prix académiques dérivent de dons ou de legs bien spécifiés dans un but spécial et double : encourager la science et

transmettre à la postérité le nom du généreux donateur.

.⸱.

Cette notoriété scientifique spéciale et pos-
thume ne fait ombrage ni tort à personne.

Les prix, d'autre part, incitent les auteurs à
offrir leurs ouvrages à l'Académie, contribuant à monter sa bibliothèque déjà si riche,
quoique peu commune. Cette considération n'est
cependant qu'accessoire, car il est évident
qu'avec cinquante mille francs, on achèterait
bien des volumes.

Enfin et surtout, par définition, les prix
devraient contribuer par l'émulation de leurs
concours, sorte de réclame utile, à stimuler
les savants et à encourager les sciences. On
saisit moins, il est vrai, aujourd'hui, à part
l'argent, cette action excito-motrice sur le
savant qui d'ordinaire est timide, sauvage,
fuyant l'intrigue et les jalousies du monde
officiel, toujours porté à le rebuter par jalou-
sie, quitte à se parer du fruit de ses travaux,
s'il y aperçoit bénéfice.

.⸱.

Au surplus, les prix de l'Académie sont
décernés dans le sein d'une commission *sans
épreuve publique*, sans assez de garantie, par

conséquent, contre le népotisme et le favoritisme si fréquents en médecine. Il en résulte qu'à notre époque de suspicion et de défiance généralisées, on n'y croit plus guère.

Ainsi, j'entendais dernièrement affirmer que le prix Ernest Godard serait, cette année, pour le fils d'un académicien, professeur d'hygiène à la Faculté de médecine, inspecteur général d'hygiène, etc., M. Robert Proust, inscrit n° 11 (*Bulletin de l'Académie de médecine*, séance du 5 mars 1901, p. 250).

Il paraît vraisemblable en effet que, dans ces conditions, la commission de l'Académie se préoccupe de faire plaisir au père qui, généralement sympathique, largement nanti, et n'ayant jamais dû faire trop de zèle nulle part, doit ne pas avoir d'ennemis mais possède une voix et une influence qui comptent.

Il est regrettable cependant qu'une pareille candidature ait été provoquée et admise. J'ajoute que, quel que soit le mérite personnel du candidat et en raison de sa filiation seule, beaucoup penseront que lui attribuer le prix est impossible si l'Académie — qui ne doit pas être soupçonnée — conserve souci de son antique renom d'indépendance et de haute impartialité.

LA PHARMACIE ET LES GRANDS MAGASINS

J'ai déjà eu occasion de parler de ces microcosmes parisiens si curieux à observer que sont les grands magasins, en appelant l'attention sur la viciation et les poussières de l'atmosphère qu'on y respire durant les moments de foule. J'en ai montré les dangers au point de vue des maladies contagieuses, respiratoires en particulier, surtout la rougeole, la grippe et la coqueluche, ainsi que la tuberculose des employés.

Toutes ces considérations ne sont pas, je le sais, pour empêcher les femmes et les enfants de s'y presser en foule durant la période des étrennes — ceci pour le bénéfice du médecin, au moins.

Dans ces grandes agglomérations, l'atmosphère morale ne vaut pas mieux, dit-on, et comme de raison, que l'atmosphère physique.

On dit au reste communément de nos jours que la grosse fortune est ordinairement scélérate.

Selon l'habitude *chère* aux financiers, ces établissements, en effet, sont généreux envers la basse police, dont ils sont d'ailleurs par leurs inspecteurs d'étalages (la plupart ex-policiers) les pourvoyeurs journaliers.

Ils achètent et nolisent la grande presse, avec leurs crédits ou leurs clichés de publicité, estimant ainsi pouvoir tout oser.

Leur principe consiste à déprécier, à rabaisser la main-d'œuvre en achetant par grande masse, au rabais, de préférence dans les couvents, les prisons ou à l'étranger, ou encore en solde chez des gens acculés, à spéculer, en un mot, pour vendre au-dessous du cours local et même à vil prix — assez longtemps au moins pour que les petits concurrents locaux se trouvent écrasés.

Ils exportent donc en réalité le travail qui moralise, importent et surexcitent le goût de la parure avec l'appétit malsain du luxe qui déprave. Ce sont, en réalité, de puissants agents de démoralisation ; mais ils sont d'une commodité incontestable, il faut le reconnaître, et qui fait leur succès.

Aujourd'hui, je veux montrer surtout comment ces grands magasins, par leurs envahissements successifs, sont amenés à vendre maintenant et pour commencer des objets de pansements et des produits antiseptiques à l'insécurité du public et au mépris des droits du pharmacien qui, s'il n'y prend garde, se trouvera bientôt et petit à petit concurrencé et dépossédé.

D'après leur procédé habituel, qui consiste à disperser des objets de même ordre dans différents rayons afin d'obliger les femmes à parcourir le magasin et multiplier ainsi les tentations, les objets de pansements et de pharmacie sont disséminés dans plusieurs rayons : à la mercerie, à la parfumerie, à la photographie, etc.

Je donne ces indications pour qui voudrait s'en assurer par lui-même. On y délivre non seulement de l'acide borique en solution, mais des produits antiseptiques, c'est-à-dire toxiques, des plus variés.

On y débite également le pansement (bandes, gaze, ouate), dit stérilisé.... je laisse à supposer quelle doit être la stérilisation effective avec l'empaquetage commercial du produit et l'atmosphère ambiante !

A ce propos, un fabricant de pansements m'affirmait tout dernièrement avoir reçu d'un grand bazar de province une importante commande de gaze au sublimé qu'il a du reste refusée. Je l'ai félicité.

Les droits du pharmacien qui, seul, de par ses études, son diplôme et sa patente, a le monopole de la vente au détail des poisons, c'est-à-dire des antiseptiques, sont donc formellement méconnus.

De plus, les étiquettes des produits de pansements stérilisés donnent au public une sécurité trompeuse et illusoire, d'autant plus dangereuse qu'à notre époque l'asepsie est en passe de se substituer à l'antisepsie, et que la stérilisation est le premier principe de l'asepsie.

C'est à tous ces différents points de vue qu'il faut laisser à qui de droit, au pharmacien, la vente de ces produits.

Faites votre enquête, et défendez-vous donc, Messieurs les pharmaciens. Vous agirez pour le bien public.

P. S. — C'est fait ! Le prix Ernest Godard, de l'Académie de médecine, a été attribué à M. R. Proust, fils du membre de la dite Académie.

A Fortiori, je maintiens : il est inadmissible qu'un fils d'académicien vivant puisse être candidat pour les prix de l'Académie.

LE LAIT.

Il y a trois ans, nous eûmes, à quelques-
uns, la pensée de provoquer un mouvement
pour la propagation de l'hygiène en France,
ainsi que le Touring-Club avait fait pour le
cyclisme. Nous nous réunîmes plusieurs fois,
mais n'aboutîmes pas.

Le germe n'était cependant pas perdu —
au reste rien ne se perd — et parmi les pré-
curseurs d'alors, l'un est maintenant secrétaire général d'une importante ligue contre
la tuberculose, un deuxième, trésorier de la
Société de prophylaxie sanitaire et morale,
les autres bataillent dans le rang.

Actuellement, le *Matin*, qui, déjà plusieurs
fois, à propos de l'eau et du vin en particulier, avait attiré l'attention sur les questions
d'hygiène, vient de saisir l'opinion avec un
singulier éclat des fraudes et falsifications
du lait, et, comme sanction, de fonder avec
un grand succès une Ligue populaire pour la
défense de la vie humaine. Un autre journal,
l'*Echo de Paris* — à la rédaction médico-

scientifique duquel, notre excellent confrère, le Dr Blondel, n'est, dit-on, pas étranger — vient d'instituer un concours pour l'établissement d'un appareil pratique et simple d'essayage du lait. Entraînés par le courant, d'autres journaux ont fait chorus.

Ainsi s'est tout à coup révélé contre le mauvais lait en particulier et pour l'hygiène en général un sentiment dont beaucoup connaissaient mal la généralisation et l'intensité.

.*.

Pour un pareil ébranlement de l'opinion publique, la question du lait convenait bien en réalité.

Le lait est l'aliment des enfants et des malades. D'autre part, il est peu d'aliments plus sensibles, plus altérables et aussi plus souvent altérés sciemment ou inconsciemment à notre époque, où la propreté est rare et où le commerce est devenu spéculation, la spéculation souvent fraude ainsi que dol..., mais parfois la fortune.

Sans parler de la santé de l'animal lactifère et de la nourriture du bétail, qui l'influencent profondément, le lait, liquide vivant, mais tôt mort, est très impressionnable à toutes les influences extérieures (odeurs, pression barométrique, poussières, etc.). Il demanderait dès lors pour sa manipulation, depuis la traite jusqu'à sa consommation, les soins les plus raffinés de propreté, je dirais presque d'asepsie. Il est exceptionnel qu'il en soit ainsi.

Puis, viennent le transport rapide nécessaire, avec son secouage, le trafiquage rémunérateur, le coupage (pas avec de l'eau stérilisée, on peut le croire), l'écrémage, la conservation au moyen d'antiseptiques variés, la coloration, etc.

Ici, comme toutes fois qu'elle se heurte à une organisation surtout riche, la répression administrative est impuissante; d'autant mieux que l'accointance étroite du Laboratoire municipal avec la Police rend l'opinion publique hésitante à son endroit.

Tout cela — joint à l'impopularité des laitiers, trop souvent écraseurs — suffit à expliquer le présent mouvement qui, selon toute vraisemblance, ne s'en tiendra pas à lutter contre le mauvais lait.

La Ligue de défense de la vie humaine, selon son nom, doit propager et populariser l'hygiène à côté des Laboratoires et des Préfets qui la compliquent et l'administrativent trop volontiers.

À ce titre, c'est une manifestation de haute portée sociale, qui doit faire songer nos gouvernants. Sa fondation indique qu'après les temps trop longs de mortification et d'exploitation de l'homme, la santé individuelle et publique entre enfin en ligne de compte. C'est là un idéal bien terre à terre, — l'idéal de la peau, a-t-on dit, — comme si notre peau n'était pas précisément ce que nous avons de plus près et de plus attaché.

L'hygiène individuelle, comme la sociale, doit être le moderne évangile. Au physique comme au moral, *mens sana in corpore sano*, nous avons bien besoin de son observance.

P.-S. — Comme début, la Ligue sus-nommée pourrait rappeler aux députés qu'il est actuellement, en souffrance à la Chambre, un projet de loi relatif à la répression des fraudes et falsifications des aliments.

Il est vrai que les différents corps de l'alimentation s'emploient désespérément contre lui, et le député des Halles doit sans doute s'employer à le faire remettre indéfiniment.

LA COMMISSION D'ENQUÊTE DE LA SYPHILIS.

Décidément, nous avons en M. Waldeck-Rousseau un président du conseil peu ordinaire et qui s'intéresse à l'hygiène — ce dont il importe de le féliciter hautement.

A preuve, sa présidence effective à la séance inaugurale du Congrès international d'hygiène de 1900, la commission extra-parlementaire de la tuberculose, tout récemment la loi sur la santé publique adoptée, et maintenant la commission de la syphilis. Je sais bien que les commissions se contentent de délibérer ; elles ne légifèrent point et n'ont guère de prise sur les mœurs qu'il faudrait en réalité changer ou au moins rapproprier pour guérir le mal.

Il n'en est pas moins vrai que les réunions ont toujours au moins le mérite d'officialiser — ce qui est essentiel chez nous — les questions, et d'agiter ainsi fo tement l'opinion publique à leur sujet.

Voici le texte du dernier arrêté (17 décembre 1901).

Le président du conseil, ministre de l'intérieur et des cultes,

Vu le compte rendu des délibérations de la conférence internationale tenue à Bruxelles en septembre 1899 ;

Sur la proposition du conseiller d'État, directeur de l'Assistance et de l'hygiène publique ;

Arrête :

ARTICLE PREMIER. — Est constituée près du ministre de l'intérieur une commission chargée de l'étude des différentes questions relatives à la prophylaxie de la syphilis et des maladies vénériennes et notamment de faire une enquête sur la fréquence de ces maladies, sur les institutions existant en France pour leur traitement et sur les meilleurs moyens, législatifs ou administratifs d'en prévenir la propagation.

ART. 2. — Sont nommés membres de cette commission :

MM. le professeur Fournier, membre de l'Académie, président ; Auffret, directeur du service de santé au ministère de la marine ; Balzer, médecin de l'hôpital Saint-Louis ; Barthélemy, membre de la Société de prophylaxie sanitaire et morale ; Bérenger, sénateur, membre de l'Académie des sciences morales et politiques ; docteur Borne, député ; docteur Brouardel, professeur à la Faculté de médecine de Paris ; Bruman, directeur de l'administration départementale et communale ; docteur Descouts, médecin du dispensaire de Paris ; docteur Dieu, directeur du service de santé au ministère de la guerre ; Honorat, chef de division à la préfecture de police ; docteur Landouzy, membre de la Ligue contre la tuberculose ; docteur Le Pileur, médecin de Saint-Lazare ; Lépine, préfet de

police ; Mercier, directeur des affaires civiles et du
sceau au ministère de la justice ; Henri Monod, directeur de l'Assistance et de l'hygiène publiques ;
Mourier, directeur de l'administration générale de
l'Assistance publique à Paris ; docteur Pinard, médecin de la clinique d'accouchement ; docteur Pozzi,
sénateur ; docteur Proust, inspecteur général des
services sanitaires ; docteur Rendu, membre de la
Société des hôpitaux ; docteur Roux, sous-direc-
teur de l'Institut Pasteur.

ART. 3. — Assisteront cette commission en qualité
de secrétaires avec voix consultative.

MM. le docteur Edmond Fournier ; Tissier, au-
diteur au Conseil d'État et au comité consultatif
d'hygiène publique de France.

ART. 4. — Le conseiller d'État, directeur de l'assistance et de l'hygiène publiques, est chargé du présent arrêté.

A propos de cette commission, je voudrais faire quelques remarques.

Sans parler des autres personnes, les médecins qui la composent ont une valeur indiscutable, mais tous ou presque tous ont
une situation administrative ou officielle.

Il faudrait cependant aussi des indépen-
dants : il est vrai qu'à notre époque de fonc-
tionnarisme à outrance de pareils hommes
sont rares, gêneurs, et systématiquement
écartés.

Il en faudrait d'autant mieux que, dans

cette question si passionnante de la syphilis, le moment est venu de faire litière de tous les anciens préjugés y relatifs, de proclamer la syphilis maladie contagieuse, mais nullement honteuse ni à cacher, de réclamer pour elle *le droit, le rang communs* et de répudier hautement toute notion archaïque, toute mesure contraire à ce point de vue.

Tout au rebours, le régime du pénitencier et la surveillance de la police vont à l'encontre de la saine médecine comme de la prophylaxie, en créant ces « anarchistes de la vérole », dont j'ai déjà parlé ici, disqualifiant ainsi l'hygiène.

Au surplus, on ne saurait trop le répéter, le rôle d'une bonne administration dans une démocratie, — spécialement dans une république comme la nôtre, c'est-à-dire obérée et en voie de dépopulation, — doit être travailler et servir, non plus tyranniser, parader et fainéanter à l'instar d'une domesticité envieuse qui se vengerait de sa chaîne et de ses rancœurs, en molestant les miséreux et les faibles.

LE ROLE SOCIAL DU MÉDECIN VIS-A-VIS DES MALADIES PROFESSIONNELLES.

L'idéal de tout bourgeois français est d'être lui-même, ou de faire de son fils un employé, autant que possible du gouvernement, afin d'être tranquille, d'avoir une retraite et d'aspirer à la décoration automatique.

Nous avons ainsi en France plus d'un demi-million de fonctionnaires, sans compter, bien entendu, l'administration militaire.

Celle-ci est plus brillante, plus avantagée, moins occupée et plus recherchée encore que l'autre. La statistique montre qu'on s'y conserve longtemps, car la guerre — sauf quelques expéditions coloniales dont l'opinion publique est maintenant désenchantée — devient de plus en plus rare : à son moment, du reste, tout le monde en serait. Les officiers ont la propriété de leurs grades, et la retraite y est plus tôt acquise et proportionnellement plus élevée que partout ailleurs.

Il était donc naturel que le médecin suive le courant commun : c'est ce qui est arrivé ;

et, à l'heure actuelle, bien rares sont ceux d'entre nous qui n'ont pas quelque place, quelque fixe, qui ne sont pas bureaucrates dans une certaine mesure.

.·.

Toutes les administrations de l'État, toutes les usines et industries, beaucoup de grandes maisons de commerce, les coopératives, les mutualités, les associations, etc., ont des médecins appointés, généralement peu appointés.

Cette situation a évidemment ses avantages : La certitude pour le médecin d'être payé, la couverture de philanthropie pour l'employeur, l'assurance pour l'employé d'un minimum de soins en cas de maladie.

Mais elle a aussi ses inconvénients. Tout d'abord, au point de vue pécuniaire, le médecin fonctionnaire (je parle de celui qui est consciencieux et qui fait son service) est presque toujours exploité.

Il en résulte une désaffection rapide pour des occupations dont il a traversé le mirage trompeur, état d'âme qui se traduit par une sorte de révolte sourde contre l'administration qui l'emploie ou par de l'acrimonie dans son service.

Au point de vue professionnel, l'inconvénient est encore plus grave, car le médecin ainsi fonctionnarisé perd, quoi qu'il dise et qu'il fasse, son indépendance, si nécessaire, si essentielle à l'exercice de notre profession.

Il devient le vassal de la caisse et de celui qui le paye, il n'est plus impartial : d'où une certaine défiance de l'employé qui fait que le médecin d'administration ou du patron n'est plus qu'un contrôleur de maladie, mais non pas le médecin à qui on se confie pour être soigné.

*
* *

Cette situation fausse va s'éclaircir dans une certaine mesure, les notions nouvelles de la médecine sociale, dont l'hygiène n'est qu'un chapitre, vont la modifier profondément.

Pour l'étude, la prophylaxie et le traitement des maladies professionnelles en particulier, lorsque, suivant un rapprochement logique, lesdites maladies seront assimilées aux accidents du travail et soumises à la même loi, il deviendra nécessaire qu'une entente sans arrière-pensée, qu'une collaboration réelle et sans réticence entre les patrons, l'employé et le médecin documentent pratiquement celui-ci contre la maladie à prévenir ou à guérir. Ce sera l'intérêt des trois parties. Les associations et mutualités le pressentent déjà.

J'ai la conviction que bien de nos idées médicales actuelles, beaucoup trop microscopisées et théoriques, s'en trouveront subversées. La thérapeutique y prendra une orientation nouvelle, des vues plus générales : tout le monde, en somme, y gagnera, même le médecin, dont l'emploi et le rôle social ainsi élevé et considérablement étendu entraînera un appointement plus élevé, suivant la logique des choses.

ACCIDENTS DU TRAVAIL ET
SATURNISME.

Il est certain que la nouvelle législation sur les accidents du travail a eu un double résultat : la diminution du nombre de ces accidents, la certitude et l'amélioration de leur traitement.

Les Compagnies, en effet, assurent bien, mais encore exigent-elles des employeurs qu'il soit justifié au moins d'un minimum de précautions habituellement prises pour éviter les accidents des employés.

D'autre part, les accidentés du travail sont sûrs d'être soignés et leur famille indemnisée. L'hôpital lui-même, quand ils y sont traités — et c'est justice, car ce ne sont pas des indigents — est payé : autant d'économie pour l'Assistance publique avec remploi possible pour les véritables indigents.

Plusieurs chirurgiens d'hôpitaux de province, exagérant, à mon sens, ont même demandé que des honoraires leur soient directement et personnellement payés pour ces accidents. Ce qui, en thèse générale, est inadmissible, car cela tiendrait ainsi à créer deux catégories de malades vis-à-vis du médecin traitant.

*
* *

Si on considère tous ces différents bénéfices et si on y joint que la plupart des maladies professionnelles ne sont en somme que des accidents du travail atténués chroniquement répétés, on est tout naturellement amené à penser que des mesures semblables à celles qui sont prises pour les accidents du travail doivent être appliquées aux maladies professionnelles et donneront pour la prophylaxie et le traitement des dites maladies des résultats comparables et satisfaisants.

J'ai posé dernièrement la question à la Société de médecine publique à propos du saturnisme des peintres. Un de nos honorables collègues faisait remarquer non sans raison, à propos de l'emploi de la céruse, que d'autres couleurs contenaient aussi du plomb, la céruse n'était donc pas plus dangereuse que les autres et ne méritait pas, selon lui, une prohibition particulière ; pour des raisons commerciales, il demandait donc la liberté de son emploi.

Je fis remarquer, après plusieurs autres orateurs, qu'il semblait logique d'éviter au moins une partie, sinon la totalité, du danger par l'emploi du blanc de zinc au lieu de céruse, en attendant qu'on puisse remplacer les autres couleurs dérivées du plomb par d'autres anodines.

Je fis observer surtout que, sous ces réserves, le principe de la liberté pouvait au surplus être admis, mais en admettant comme corollaire obligé la responsabilité adéquate, ainsi que cela doit toujours être.

Le patron doit supporter cette responsabilité, car il connaît son risque. Mieux que personne, il est placé pour imposer à l'ouvrier les précautions nécessaires que celui-ci néglige trop souvent par ignorance ou insouciance ; il y aura aussi intérêt d'argent, le seul qui touche communément à notre époque ; car les précautions hygiéniques préventives qu'il imposera diminueront les risques et par conséquent sa quotité d'assurances.

La question est de grande importance, son

application est grosse de conséquences sociales. Ainsi posée, elle paraît logique au médecin et à l'hygiéniste.

Dans ces conditions, la solution pratique viendra vite et d'elle-même.

J'ai donc proposé à la Société de médecine pratique d'en adopter le principe pour le saturnisme des peintres.

LE PÉRIL VÉNÉRIEN DANS L'ARMÉE ET DANS LA MARINE.

Quoique le mot *Liberté* se puisse lire sur tous nos édifices, il est véritablement remarquable de voir combien peu nous possédons la notion vraie de la chose, combien peu, par exemple, nous sommes attentionnés à la liberté individuelle, à l'*habeas corpus*. Aussi, les perquisitions illégales et les arrestations arbitraires sont-elles particulièrement fréquentes dans notre pays, — d'autant plus que les victimes, une fois relâchées, en restent pour la plupart malades ou intimidées, n'ayant que trop rarement l'énergie et le pouvoir d'actionner directement le magistrat ou le préfet de police, ainsi que M. de Dion.

De pareils attentats cependant, tous, ou presque tous, nous savons des exemples. L'expérience montre que nous-mêmes, nos femmes plus encore — parce plus faibles — y sommes exposés.

Les rancunes, les haines, que soulèvent ces abus expliquent, pour une bonne part, le discrédit et l'impopularité croissante de la police, circonstance que nous devons connaître et avoir présente à l'esprit lorsqu'il s'agit de réglementation et de sanction pénale pour l'hygiène : celle-ci doit convaincre, jamais opprimer ni servir de prétexte à l'oppression.

**

Ces réflexions me viennent à propos de la dernière séance de la Société de prophylaxie sanitaire et morale à laquelle j'assistais.

La dite Société discute actuellement sur le péril vénérien dans l'armée et dans la marine et sur les moyens de le combattre. Elle est constituée, sous la présidence du professeur Fournier, par des personnes généralement compétentes, — et toutes désireuses, semble-t-il, de faire le bien. Mais plusieurs me paraissent y méconnaître l'essentiel, c'est-à-dire ce grand principe de la liberté individuelle, auquel précisément je faisais allusion plus haut.

Ils confondent trop la syphilis et la prostitution. Ils croient ou feignent de croire que c'est par la surveillance de la Chiourme et de la Police qu'on atteindra et réfrènera la syphilis, comme si Police et Prostitution ne faisaient pas bon ménage ensemble, jusqu'à faire bouillir parfois la marmite de concert.

Ils sont donc partisans du renforcement de la réglementation policière, comme si la syphilis, maladie qu'il faudrait s'efforcer de relever au même rang que les autres maladies contagieuses, ne plus rendre honteuse et par conséquent secrète, impliquait un traitement d'infamie.

Il est vrai qu'ils sont maintenus et encouragés dans cette voie par des intéressés qui jouent devant eux d'une législation surannée, et trouvent, en tant que professionnels, très intéressantes les rafles actuelles, tandis que ces procédés tyranniques, si nous étions des hommes véritablement libres, devraient soulever une protestation unanime.

.

Comme la plupart des membres de la dite Société, j'aime à le croire, je suis indépendant et, sans parti pris, seulement moderniste et bon sensiste. J'estime que, dans la syphilis comme ailleurs, à notre époque auto-critique si raffinée, et surtout dans une assemblée de gens éclairés et de bonne foi, rien ne peut se

faire que de conforme aux grands principes,
à la conscience et à la dignité de l'individu.
Toute mesure vexatoire, punition, dénonciation, doit donc être écartée.

Quoique l'art militaire terrien ou marin,
dont l'essentiel but étant la destruction des
hommes, cadre mal *à priori* avec l'hygiène,
j'estime qu'il sera dès à présent, et de plus
en plus, forcé de s'y adapter.

Le péril vénérien, fonction de l'encasernement, doit être une des causes de raccour-
cissement au minimum du service militaire.

Le service dans la troupe mériterait d'être
imposé aux médecins de l'armée et de la flotte;
ils devraient avoir porté le sac et mangé la
gamelle, ils connaîtraient mieux alors le milieu spécial qu'ils auront à soigner et qu'ils
voient souvent de trop haut par la suite.

Il faut, en un mot, que l'officier de troupe (1)
soit le véritable initiateur d'hygiène et de
prophylaxie, car il a l'autorité et le manie-
ment des hommes. Il faut que le premier, par
exemple, il soit appelé pour subir la visite de
santé. Son devoir est de prêcher l'exemple,

(1) Les officiers viennent d'être autorisés par le
ministre à faire partie de la Société de prophylaxie.

le seul prêche qui porte véritablement, ici comme partout. Noblesse oblige, dit-on. Au surplus, la règle de santé doit être la même pour tous.

Telles sont les considérations primordiales, à mon sens, qu'il ne faut jamais perdre de vue lorsqu'il est question de combattre le péril vénérien dans l'armée ou dans la marine.

P. S. — A ce propos, je ferai remarquer qu'aucun abolitionniste ne figure à la commission ministérielle de la syphilis. Selon l'équité, il conviendrait cependant, ce me semble, que cette opinion y soit représentée.

LA QUESTION DES MÉDECINS ÉTRANGERS.

La question des médecins étrangers et de leurs rapports avec les médecins français est une de celles qu'a fait surgir, entre autres causes, la charge très lourde du service militaire obligatoire. Ce dernier a eu pour contrecoup l'encombrement des facultés de droit et de médecine, recherchées comme moyens pour l'obtention des dispenses, d'où la pléthore consécutive des médecins en particulier.

Le sujet est devenu brûlant par suite de l'exagération, de l'extrême tension de tout le système, et de la gêne médicale actuelle. En fait, il vient d'être traité présentement à nouveau dans quelques sociétés médicales et en particulier dans la très nombreuse société des médecins de Théâtre.

En raison de son caractère irritant vis-à-vis des médecins étrangers qui font déjà partie de nos sociétés et dont plusieurs sont très émus, en raison du grand nombre des étrangers qui résident en France où ils semblent trouver qu'il fait bon vivre comme en une sorte de *Pays-sanatorium* de plaisance, enfin et surtout à cause du bon renom séculaire et mondial de l'hospitalité française, il importe d'éclairer le problème. Je vais essayer.

.·.

En médecine, comme ailleurs, École et Pratique sont deux.

Ainsi, pour accroître son renom et sa clientèle, la Faculté s'efforce d'attirer les étrangers le plus et le mieux qu'elle peut, de rendre en particulier son accès le plus commode possible tout en évitant de trop discréditer son diplôme. Il en est résulté des équivalences faciles à obtenir, parfois trop, des dispenses d'examen d'autant moins difficiles, que le niveau de l'institution diminuait réellement et comparativement par suite de la concurrence des universités des autres pays.

Payé par le budget, le personnel enseignant — en somme de véritables instituteurs — doit être logiquement et strictement astreint à toutes nos obligations nationales ; nul ne devrait donc pouvoir aborder ses concours sans avoir subi — je ne dis pas tourné — la loi militaire.

Or, certains sont agrégés ou chefs de services à l'hôpital, budgéticoles, sans avoir fait leur service militaire. Ils deviennent médecins — officiers d'emblée, sans avoir jamais été infirmiers soldats, apprentissage qui devrait toujours être exigé même pour le médecin militaire de carrière.

Dans l'espèce, une naturalisation habilement retardée et d'intrigantes protections y suppléent d'ordinaire.

Les cours libres non payés par l'État peuvent, doivent être autorisés et favorisés pour tous les docteurs français et étrangers au même titre. Des externes, des internes, des préparateurs, chefs de laboratoire ou de clinique, etc..., doivent être nommés à titre étranger, mais par surcroît de nos nationaux et surtout sans qu'ils puissent jamais émarger au budget.

Le Professeur-Maître — j'entends le savant et non plus seulement l'instituteur (actuellement, il n'est ni l'un ni l'autre) doit être recruté le plus largement possible, au vote et pas seulement de ses pairs afin d'éviter, dans une certaine mesure au moins, les cabales et les jalousies.

Il serait à souhaiter en particulier qu'on ne fît pas de l'agrégation une nécessité préliminaire, qu'on étendît dans ce sens ce qui vient d'être récemment fait à Paris pour la chaire de clinique ophtalmologique.

.'.

L'exercice médical, lui, devrait être accordé seulement après un examen de Pratique ou d'État. Son avantage devrait être le monopole des Français ou naturalisés intégraux, j'appelle ainsi ceux qui ont rempli intégralement toutes les obligations de la loi militaire.

Exception sera faite pour quelques médecins autorisés, exception toujours à temps, mais avec faculté de renouvellement.

Les soins de pays seraient ainsi assurés aux étrangers toujours en grand nombre chez nous ; ce à quoi notre ignorance des langues et de la vie à l'étranger nous rend communément impropres.

La réciprocité et les équivalences que nous serions légitimement en droit d'exiger dans les États étrangers n'existent généralement pas, il faut le reconnaître. Le point est à noter ; il aurait son importance en temps de révolution et on dit que nous y touchons, mais d'habitude le nombre des Français qui résident à l'étranger est minime.

.·.

Une fois l'exercice de la profession médicale accordé, il n'y a plus ni Français, ni naturalisés, ni autorisés, il n'y a plus que des *confrères* ayant tous mêmes devoirs et mêmes droits, pouvant et devant par conséquent tous être admis dans nos sociétés médicales s'ils en sont, comme individus, jugés dignes.

La science et la conscience médicale, dont il y est traité y sont univoques; l'« indignus intrare » ne doit y être prononcé à mon sens que sur une certitude d'indignité hautement, ouvertement affirmée. Les bruits tendancieux, souvent exagérés en toute bonne foi, sont négligeables, et à ce point de vue, la médecine n'est point, ne doit pas admettre la calomnie des Basiles : d'autant mieux qu'admettre un confrère dans nos sociétés, c'est souvent l'éduquer et le moraliser : l'en exclure, c'est l'aigrir et parfois le dévoyer.

Dans nos syndicats seulement qui de plus en plus — on s'en apercevra bientôt — seront

amenés à s'occuper de ce qu'on appelle la
politique — parce que c'est en réalité le
budget — dans les sociétés que j'appellerai familiales, ayant un but de charité, de
retraite, d'assurance, dans les mutuelles en
particulier, Français et naturalisés sont seuls
admis et c'est logique. Ceci découle en effet
du caractère particulier de ces affinités autant qu'associations, des litiges juridiques
possibles ainsi que des contrôles toujours
nécessaires pour la bonne administration.

LES CONGRÈS SCIENTIFIQUES ET LE QUART DE PLACE SUR LES CHEMINS DE FER.

Durant les vacances de Pâques, je suis allé faire un tour au Congrès accoutumé des Sociétés Savantes.

J'aime beaucoup les Congrès, où les opinions scientifiques sont libres, démocratiques, échappent la plupart du temps aux allures administratives, courtisanes et pédantesques qu'affectionne la Science Officielle.

J'ai visité différentes sections, y compris celle de médecine présidée avec beaucoup de maîtrise par notre excellent confrère le Dr Ledé, bien connu par ses nombreux travaux relatifs à la protection de l'enfance ; et j'y ai entendu de fort intéressantes communications qui dénotent la généralisation, la profondeur, ainsi que la décentralisation du mouvement scientifique contemporain.

A la même époque, avait lieu à Toulouse, le Congrès de médecine, où également, à en juger par les comptes rendus, ont été produits de très intéressants travaux.

Mais à Paris, comme à Toulouse, m'a-t-on dit, le nombre des congressistes n'était pas bien considérable, et c'est devant des salles qui la plupart du temps étaient loin d'être pleines, sauf pour quelques sections privilégiées, que les orateurs prenaient en général la parole.

*
* *

Il est véritablement regrettable que ces réunions, qui constituent de véritables grandes manœuvres, des sortes d'*Expositions d'idées scientifiques*, ne soient pas plus fréquentées chez nous.

Parmi d'autres raisons, je veux seulement en retenir deux : la non participation habituelle, sinon la conduite oblique des grands Officiels relativement à ces manifestations qu'ils jugent trop indépendantes et pas assez relevées.

Et aussi, il faut bien le dire, le trop peu d'encouragement et d'aide donné par l'Etat. L'appui de celui-ci devrait cependant être effectif et très large à notre époque où la science gouverne le monde — spécialement dans un pays où une longue domestication monarchique nous a tous habitués à toujours tout attendre de nos gouvernants.

Un réel avantage serait d'obtenir des Compagnies de chemins de fer qu'elles accordent le quart de place aux congressistes. Le savant démocratique — principalement le médecin de nos jours — n'est pas riche ; et nos chemins de fer sont bien chers, les plus chers du monde.

On donne déjà la demi-place, mais si on compare la facilité avec laquelle le quart de place est accordé, en dehors de tout service, aux officiers par exemple, pour des visites familiales ou extra à Paris, on estimera aussi logique de l'accorder à des savants dont le rôle, en somme, est au moins aussi utile pour la conservation et la gloire de la Patrie.

LES DESIDERATA DE LA LOI SUR LA SANTÉ PUBLIQUE.

La Société Médicale du IX° arrondissement a inscrit à son ordre du jour la discussion de la loi sur la santé publique. Cette loi ne deviendra exécutoire qu'en 1903, lorsqu'un règlement d'administration l'aura expliquée.

Nous avons donc le temps, et rien que le temps, d'exposer nos desiderata, afin qu'il en soit tenu compte dans ce règlement administratif.

C'est notre droit, et aussi notre devoir, si nous ne voulons pas, qu'établi par des individualités mal intentionnées ou mal pratiques, il dégénère en instrument de contrôle et de gêne à l'égard du médecin, déjà bien assez tourmenté par ailleurs.

Il est d'autre part évident que, sans l'appui bienveillant du médecin, la loi restera le plus souvent inappliquée.

Nous avons ainsi besoin les uns des autres

dans l'intérêt public : il importe donc de s'entendre, c'est-à-dire qu'on nous écoute.

.·.

Tout d'abord, il est essentiel que l'hygiène *soit et demeure autonome*, sans compromission avec la police, qui a vraiment trop mauvaise réputation, et qu'il lui serait dangereux de fréquenter intimement.

Il est inadmissible, par exemple, ainsi que me le faisait remarquer dernièrement un de nos plus distingués hygiénistes, qu'une désinfection puisse jamais être soupçonnée comme déguisement à des perquisitions domiciliaires. Il y a déjà bien assez d'autres prétextes : les allumettes, comme dans le cas du colonel Picquart, les accusations simulées de vol dans les grands magasins, etc., etc.

Dans le même ordre d'idées, nous devons réclamer que la *déclaration obligatoire soit faite suivant le mode des déclarations de naissance* — par le chef de famille ou logeur et, à son défaut seulement, par le médecin traitant — c'est-à-dire par l'auteur ou le responsable.

A cette condition seulement, le médecin

pourra conserver le secret professionnel, caractère d'honneur essentiel et fondamental pour notre profession.

Nous avons souvent le tort d'être trop dogmatiques, trop scientifiques, de nous abstraire des conditions sociales qui cependant dominent tout : c'est le cas quand nous demandons actuellement en France la déclaration de la tuberculose.

Il serait plus admissible de catégoriser les maladies en deux listes : celles à *déclaration obligatoire*, et celles à *déclaration recommandée* ; et d'inscrire la tuberculose en tête des maladies à déclaration recommandée.

Il va de soi que ces listes doivent être établies de concert avec les sociétés médicales qui, si les choses sont faites comme il convient, devront être plébiscitées par le comité consultatif d'hygiène.

On a méconnu ou ignoré ces sociétés pour l'établissement de la nouvelle loi. Chacun sait cependant qu'elles constituent à l'heure actuelle le plus important pouvoir d'opinion médicale pour le côté professionnel, dont l'Académie et les Écoles de Médecine se sont trop désintéressées.

Il est donc essentiel que les *sociétés et*

syndicats médicaux soient consultés et aient des représentants dans toutes les organisations d'hygiène qui vont être créées.

Quant à la *désinfection*, j'estime que sa technique, sa pratique, son mode d'emploi, sont encore tout entiers à établir et à fixer sous la surveillance du médecin traitant, comme de raison.

LES COMPAGNIES D'ASSURANCES ET LES ACCIDENTS DU TRAVAIL.

A l'heure où l'on s'ingénie de toutes parts à étayer le vieil édifice branlant de l'Assistance Publique, en attendant la reconstruction sur de nouvelles bases — ce qui peut durer longtemps dans notre pays où l'on aime tant les vieux meubles et où rien ne dure si tard que le provisoire — je veux signaler ici un exemple qui m'a paru du plus haut intérêt.

Les entrepreneurs de maçonnerie de Paris se sont constitués en syndicat de garantie, pour l'assurance mutuelle contre les accidents du travail.

Ils ont été ainsi amenés à se rendre compte de l'insuffisance des premiers secours, et des séquelles afférentes au traitement dans les hôpitaux (particulièrement pour ce qui est des fractures et des luxations mal remises) ; car ces erreurs leur sont coûteuses et leur démonstration est maintenant inscrite par la radiographie.

Ils ont aussi constaté l'influence déprimante et nocive du milieu hospitalier, sa mauvaise atmosphère pour l'individu, au physique comme au moral, entre autres le danger à laisser y séjourner un malade — sans un traitement qui l'occupe suffisamment — à cause de la rouille de paresse et de la désaffection pour le travail, coutumière après 3 à 4 mois de pareille inertie.

Ils ont fait ces observations avec d'autant plus de pénétration et d'intérêt qu'ils en étaient frappés à la caisse ; et bien vite ils purent apprécier qu'avec une organisation meilleure et de meilleurs soins à leurs accidentés, de très importantes économies seraient facilement réalisées.

Sans s'arrêter au procédé habituel, qui consiste à s'en prendre aux pouvoirs publics et à quémander un secours, des subventions ou de nouveaux règlements, comptant sur eux-mêmes, sur l'appui et le conseil de leurs médecins — ils ont fondé un dispensaire, des services d'hydrothérapie, d'électrothérapie, de mécanothérapie, de massage ; ils ont patronné un cours libre sur les accidents du travail professé par le Dr Rémy, qui va incessamment partir à Berlin pour aller étudier sur place l'organisation allemande à ce point de vue.

Cette organisation devra être, à l'occasion, je le remarque en passant, adaptée mais non calquée, à cause de la différence fondamentale des habitudes individuelles et sociales, là-bas et chez nous.

Vraisemblablement, ils ne s'en tiendront pas là. Dans cette direction, il est rationnel de penser à une manière de fédération ou d'association de plusieurs sociétés analogues, en vue de la construction et de l'entretien d'hôpitaux ou sanatoriums privés des accidents du travail — avec médecins et chirurgiens spécialistes, suffisamment payés. — On en trouverait maintenant à des prix raisonnables.

Les malades seraient ainsi mieux soignés, les médecins rémunérés, l'Assistance Publique déchargée et concurrencée dans une certaine mesure, ce qui ne serait pas un mal.

L'avenir est aux groupements professionnels, à l'assurance mutuelle par ces groupements et, comme succédané, au traitement autonome et médico-pratique de leurs participants — qu'il s'agisse d'accidents du travail ou, avec plus de raison encore, de maladies professionnelles.

L'EXPLOITATION DE LA KLEPTOMANIE

La médecine et l'hygiène prennent une influence de jour en jour plus grande sur les mœurs, et, par contre coup, sur l'application des lois : celles-ci n'étant en somme que la codification, la formulation de celles-là.

Il importe que nous ne le perdions jamais de vue, afin que nos théories soient éclaircies, complétées, au besoin redressées suivant les circonstances et le mouvement de la vie sociale. Les interprétations faussées ou fausses doivent être dénoncées par nous en toute bonne foi, afin que nous ne puissions pas être rendus responsables des erreurs, des abus et des exploitations qu'elles recouvrent parfois.

Ces considérations sont applicables à la kleptomanie ou klopémanie.

On désigne sous ce nom, depuis près de cent ans déjà (1), la manie singulière qu'ont

(1) Voir article *Klopémanie* du *Dictionnaire en 60 volumes* (1818).

un certain nombre d'énervés (la somme des énervés est devenue légion à notre époque), spécialement les enfants et les femmes — ces dernières particulièrement durant les règles ou la gestation — de dérober et d'amasser des objets souvent insignifiants (telle la pie voleuse.)

. .

Mais depuis presque un siècle, tout a bien changé. Sont venus les étalages, les bazars, les grands magasins entre autres, avec leur excitation intensive à la dépense et leurs savantes tentations : cependant que, par suite de la névrose générale, la résistance à la sollicitation, l'ipso-maîtrise de la personne diminuait.

D'autre part, le magistrat, professionnellement incliné à voir partout le mal, habitué à considérer que son métier est non pas seulement de juger, mais de condamner, condamne d'autant plus vite et plus facilement qu'il a, aujourd'hui, comme lénitif moral, la loi de sursis.

Joignez à cela le pouvoir excessif de l'argent sur la police à cause des cadeaux et des primes allouées, et la presse prudemment bâillonnée par les traités de publicité.

Vous concevrez alors comment la théorie médicale de la kleptomanie, théorie d'excuse en réalité, est actuellement déviée et exploitée silencieusement au pire.

Au surplus, sans remonter jusqu'à saint Vincent de Paul, qui fut lui-même accusé de vol, et sans parler des erreurs journalières, ainsi que des chantages connus maintenant partout, n'y aurait-il dans l'espèce qui nous occupe, les étalages, que *voleur* et *étalagiste excitateur au vol*, resterait à savoir quel est celui des deux qui est le plus responsable, le moins intéressant et mérite le moins d'être défendu?

LA RÉGLEMENTATION DE LA PROSTITUTION.

La Société de prophylaxie sanitaire et morale du professeur Fournier vient enfin d'aborder la question si controversée de la réglementation de la prostitution. La discussion s'ouvrira à la prochaine séance (10 juin) après un rapport très net et très précis déjà lu par le D' Gaucher. Elle promet d'être intéressante, car la Société comprend des personnalités autorisées et documentées de toutes professions, non pas seulement des médecins ; et il est à présumer que plusieurs regarderont comme un devoir de donner leur avis et d'éclairer l'opinion sur un sujet de pareille importance.

La question est d'apparence double, suivant qu'on l'envisage en médecin ou en moraliste. Je retiendrai ici surtout le premier point de vue : ici, tout le monde est généralement d'accord pour reconnaître :

1° Qu'il y a quelque chose à faire contre les maladies vénériennes ;

2° Que le système de réglementation tel qu'il existe et fonctionne actuellement donne des résultats insignifiants, négligeables et illusoires, tout à fait hors de proportion avec son procédé arbitraire et sa *monstruosité morale* (1), — suivant l'expression du D\u02b3 Jean Lépine, le propre neveu de l'actuel préfet de police — envers des femmes avant tout malheureuses.

Cela admis, l'accord cesse et deux opinions adverses sont en présence :

Les *réglementaristes*, qui désirent non pas seulement conserver, mais encore renforcer ce qui existe actuellement. Tous les abus ne peuvent durer qu'en s'exagérant : aussi veulent-ils donner quelques violents tours de plus à l'écrou. La police, qui y trouverait un surcroît de pouvoir et d'influence, laisserait volontiers la responsabilité et la couverture de cette aggravation à la médecine pour s'en parer et en profiter ensuite s'il y a lieu. J'ai entendu les mots d'« Inquisition médicale, de Cléricalisme médical, de Morticolie », à propos de cette première opinion.

(1) *Bulletin officiel de la Ligue des droits de l'homme*, 2ᵉ année, n° 8, page 317.

Les *abolitionnistes* proclament la liberté de la personne. Ils réclament le droit commun pour la prostituée, refusent à la police le droit d'officialiser la prostitution et lui dénient les qualités nécessaires pour le relèvement moral des prostituées.

Envers l'homme, c'est la recherche de la paternité, et pour les maladies vénériennes : « le fallait pas qu'il y aille ».

Il est enfin des hygiénistes et des médecins qui admettent tout cela, mais y joignent quelque chose : ce sont des *néo-abolitionnistes*, si on veut, et j'en suis.

Ces derniers estiment qu'il faut, avant tout et partout, soigner les maladies vénériennes, et que, pour les soigner, la première indication est de les empêcher de se cacher, de les relever par conséquent jusqu'au niveau commun des autres maladies, en commençant par les libérer de toute accointance ou surveillance policière, laquelle dans l'esprit public, constitue une *tare*.

Ils pensent aussi qu'il y a lieu, comme correctif à la liberté, d'introduire la responsabilité des maladies vénériennes, ainsi que de toute autre maladie contagieuse, responsabilité uniquement civile d'ordinaire, pénale

peut-être seulement quand il y a propos dé-
libéré et préméditation de nuire.

Il s'agit en réalité, dans un but supérieur
d'humanité et d'intérêt public, — ce qui est
adéquat — d'attirer, de moraliser, d'instruire, de soigner, en un mot de relever au
physique et au mental les prostituées vénériennes.

Pour cela, il faut les traiter et les bien traiter. On ne me fera pas croire qu'on puisse y
parvenir par la *Chiourme*, les *Rafles* et le
Passage à Tabac.

A PROPOS DU CENTENAIRE DE L'INTERNAT.

Il est véritablement curieux de voir combien tout notre système administratif, resté jusqu'ici napoléonien, — centenaire par conséquent — est tout à coup devenu archaïque, suranné, caduc, craque de toutes parts.

Ceci se vérifie dans tous les ordres. Nous médecins, nous pouvons l'observer au mieux dans l'enseignement médical et dans l'Assistance Publique, spécialement dans le département médical de cette administration, celui qui nous est le plus familier.

C'est le centenaire de l'Internat, si éloquemment et si cordialement célébré cependant, qui m'amène à ces réflexions.

Ce n'est pas, comme je l'entendais dire autour de moi, que l'Internat soit fini — car on ne loue tellement, m'alléguait-on, que les mourants et les morts. Je le crois utile et viable encore, mais il est bien évident que ce pivot de notre système médical hospitalier parisien a besoin d'être singulièrement modernisé : à commencer par le concours, qui devrait être rendu plus *pratique* et moins *interminable*.

.·.

L'administration trouve les internes ingouvernables, trop bruyants dans leurs salles de garde, trop gynécophiles, pas assez économes dans les services et laboratoires, ni assez exacts à monter leurs gardes.

La plupart des chefs de service ont des assistants, des chefs de clinique ou des chefs de laboratoire. Quelques-uns trouvent néanmoins encore que les internes, sous couleur d'urgence, opèrent trop, trop vite et trop souvent. L'envahissement de l'interne est du reste souvent fonction, il faut le reconnaître, de l'insuffisance ou de la négligence du chef de service.

Les praticiens, dont la clientèle devient de plus en plus difficile et récalcitrante, leur reprochent une certaine désinvolture confraternelle doublée d'exercice illégal.

Les étudiants leur trouvent et les malades leur reprochent parfois un vernis de morgue et de suffisance.

L'opinion publique, tenue maintenant plus que jadis, et trop peut-être, au courant de leurs faits et gestes par la grande presse, leur est restée sympathique, quoiqu'un peu désorientée par les incidents des derniers concours. Elle les aime parce qu'ils sont jeunes et travailleurs.

.·.

En réalité, le caractère de l'Internat semble avoir changé.

Sa préparation est devenue une manière de chauffe dans des conférences presque toutes payantes, avec des recueils imprimés de questions toutes faites et de plans.

On s'y prépare en apprenant par cœur, comme dans une boîte à bachots, ou comme au catéchisme.

Les incidents, les résultats du concours sont publiés dans les journaux. L'interne, en général, plus fortuné que jadis (on voit maintenant des élèves venir à l'hôpital en automobiles), se prise davantage et est cependant aussi peu payé qu'autrefois.

Accaparé par le laboratoire et par ses devoirs d'intrigue et de cour en raison des examens et des concours à venir, ou bien par des recherches de morticulture — qui devraient être interdites à ceux qui traitent les malades, pour éviter les infections propagées, — il néglige d'autant ses malades et son service.

Il s'écarte plus volontiers de la salle de garde, où l'esprit est devenu, dit-on, moins camarade et plus concurrent. De fait, on voit actuellement les internes demander à ne plus loger à l'hôpital, c'est-à-dire le désinternat, c'est-à-dire, en somme, la suppression de son essence même.

Mais non ! Il faut conserver l'Internat quitte à le compléter. L'institution reste bonne; seulement le monde a évolué, elle doit être adaptée. Ainsi, dès à présent, des docteurs-médecins et des chirurgiens résidant en permanence à l'hôpital, s'interdisant la clientèle en dehors, sont devenus nécessaires à côté et au-dessus des internes. On les paiera comme il convient.

Les grandes interventions chirurgicales, en particulier, devenues plus fréquentes et rendues plus urgentes qu'autrefois, en raison de ce que nous savons de l'infection, exigent cette nouvelle garantie : d'ailleurs, les vies humaines ainsi économisées compenseront — sans comparaison — les frais de cette nouvelle organisation.

J'ajoute que des modifications plus importantes encore doivent être apportées au reste du service médical hospitalier.

LA VULGARISATION DE LA MÉDECINE.

Il est un certain nombre de médecins qui déplorent que la médecine ait été vulgarisée comme elle l'est aujourd'hui.

Si l'art médical, disent-ils en substance, restait fermé aux profanes, l'exercice de la profession nous en serait rendu plus commode ; surtout, nous ne verrions pas ces imprudences et ces dangereux accidents comparables à ceux que produirait un enfant à vouloir manier une arme très perfectionnée, et par là même d'autant plus dangereuse.

Ce raisonnement ne me satisfait point.

Tout d'abord, il ne nous faut pas compter, selon toutes vraisemblances, pouvoir jamais plus formuler en grec ou en latin. On le passe aux prêtres de la plupart des religions qui officient en une langue différente de celle de leurs ouailles et incompréhensibles pour la très grande majorité de celles-ci. Mais allez donc y voir pour le médecin. Plus ça va et plus on nous demande, au contraire, d'être clairs, intelligibles et utiles : on en veut pour son argent.

Au surplus, on remonte très difficilement un courant, surtout s'il est rapide ; or bien fort est le courant qui emporte actuellement le public vers les choses de la médecine.

Voyez les théâtres, les journaux, avec leurs spécialistes médecins — dont l'un d'eux même, le Dr de Fleury, du *Figaro*, posait récemment sa candidature à l'Académie de médecine, Voyez toutes ces différentes ligues contre l'alcoolisme, la syphilis, la tuberculose, les associations de secours aux blessés, d'assistance et de protection des adultes et de l'enfance. Considérez-les actionnées et aiguillées surtout par des médecins. Appréciez leur emprise. Croyez-vous qu'il soit possible dans ces conditions de mettre la médecine, l'hygiène, — j'allais dire la lumière, — sous le boisseau.

J'estime, au contraire, pour ma part, que nous devons la propager, nous efforcer de la populariser, de répandre son action bienfaisante tout autour de nous. A faire autrement, nous ne réussirons plus maintenant qu'à nous rendre suspects, tandis que l'influence et la notoriété du médecin grandira avec celle de la médecine. Ainsi nous gagnerons en considération et en argent.

On nous reproche souvent et avec raison d'être trop scientifiques, de ne pas savoir ou vouloir nous mettre à la portée des intelligences communes : c'est là une des grandes causes de l'exercice illégal de la médecine qui nous fait un tort si considérable.

Pour employer une comparaison, sans faire de rapprochement cependant, je ne vois pas que les photographes aient perdu à la vulgarisation extraordinaire de la photographie dans ces dernières années ? L'art de la photographie y a certainement gagné, comme gagnerait notre médecine à se retremper parfois dans le bon sens populaire, à se tenir en communion constante avec le sens commun que nos théories perdent trop souvent de vue.

Chacune de nos théories, chacun de nos systèmes éclôt bien et débute la plupart du temps avec un progrès ; mais les zélateurs et les séides outrancent, déforment et vicient le maître.

En réalité, la maladie dérive des ignorances et des erreurs de la vie individuelle ou sociale, dont elle est une sorte de ponctuation.

Pour la guérir, il est donc besoin au médecin de la coopération de tous. Cette coopération, nous l'aurons d'autant plus précieuse qu'elle aura été rendue plus instruite et mieux intentionnée par la vulgarisation, la popularisation de la médecine.

ÆGRICULTURE ET CADAVÉRICULTURE.

Le conseil supérieur de l'Instruction publique n'a pas admis la permutation du professeur Tillaux, et son passage de la chaire de clinique chirurgicale de l'Hôtel-Dieu à celle d'anatomie.

Que l'idée de cette permutation lui soit venue spontanément ou qu'elle ait été suggérée par quelque arrière combinaison, il n'en est pas moins regrettable de voir une personnalité aussi notoirement estimée que le professeur Tillaux subir pareille déconvenue.

Du moment que la permutation était admise en principe, la circonstance actuelle était évidemment une de celles où elle semblait plus volontiers admissible.

Si cependant la décision du conseil supérieur de l'instruction publique, prise à la presque unanimité, inaugurait et consacrait l'interdiction définitive de la permutation — qui a donné lieu à des abus et à des trafics contre lesquels s'est élevée maintes fois l'opinion médicale, — on ne pourrait que l'approuver.

**

Une place de professeur à la Faculté de médecine, superbement honorée et suffisamment rentée en somme, est une position de savant ou d'instituteur (il est vrai qu'actuellement on n'y est généralement ni l'un ni l'autre). Il y faudrait pouvoir consacrer du temps, beaucoup de temps, sinon s'interdire la clientèle, au moins en faire un peu très peu.

Très justement, à mon sens, le principe était jusqu'à présent presque absolu au Collège de France. On l'a bien vu à propos de l'élection récente d'un médecin à une chaire de cette docte maison, élection où ce sentiment faillit déterminer l'échec d'une personnalité d'ailleurs très méritante.

Il ne faut pas qu'à la Faculté de médecine, le titre de professeur puisse passer pour servir surtout à appâter des consultations et à majorer les honoraires.

Une réaction, semble-t-il, commence à se faire. En fait, le praticien et le public sont désillusionnés, les consultations deviennent plus rares.

La place de professeur paie, comme disent les Américains, moins que par le passé.

C'est même là, sans doute, qu'il faut chercher la raison de cette inquiétude, de cette aigreur, de ces querelles intestines devenues coutumières dans les différents concours qui viennent plus des juges que des candidats, car ceux-ci, domestiqués en général, n'osent rien dire, querelles dont le résultat est encore d'accentuer la défiance et le discrédit du public.

.·.

Autre chose : un professeur d'anatomie, comme un chef des travaux anatomiques, comme un prosecteur, comme un professeur de médecine opératoire, et en général toute personne travaillant le cadavre, s'occupant de cadavériculture, devrait s'interdire la chirurgie sur le vivant, et même, d'une façon générale, l'agriculture, d'après ce que nous savons de la contagion et de l'infection des plaies. L'antisepsie n'est pas absolue et mieux vaut prévenir que guérir.

L'opinion publique, du reste, est mûre, à ce point de vue comme pour toute responsabilité en matière d'hygiène et de contagion.

Le mort saisit le vif, dit-on. Je ne serais pas surpris qu'on vît bientôt des héritiers se donner le bon ton de poursuivre après une intervention mortelle, un chirurgien qu'ils avaient choisi cadavéricole et infectant.

LE MAL DE MISÈRE ET LA MÉDECINE D'HOPITAL.

Après avoir exercé pendant plusieurs années, lorsque, sorti des limbes du Rudiment ainsi que des arguties de la Scolastique, ayant dépouillé l'étudiant, le médecin émancipé, devenu majeur, arrive à avoir une opinion personnelle, une conception pratique et raisonnée des choses, il ne tarde pas à se convaincre que les maladies à la ville, à part les contagieuses aiguës, sont foncièrement différentes de ce qu'elles apparaissent à l'hôpital. Le traitement est donc aussi très différent dans les deux cas.

Cette notion doit toujours être présente lorsqu'il s'agit d'appliquer en ville une thérapeutique usagée dans les hôpitaux.

Ainsi, en ville, et d'autant mieux que sa responsabilité tend à être de plus en plus étendue, le médecin est amené à se montrer de plus en plus réservé vis-à vis des nouvelles médications, sinon des nouveaux médicaments, durant au moins qu'ils agissent.

On l'a bien vu dernièrement, à propos de la rachicocaïnisation, dont la pratique, en somme, n'a pour ainsi pas dépassé les limites de l'hôpital.

*
* *

Il y a en effet une différence considérable au physique comme au moral à être soigné chez soi, *at home*, ou dans la promiscuité de l'hôpital. La résistance, la réaction contre la maladie d'un organisme conservé dans son milieu, pourvu que ce milieu soit suffisant, sont évidemment supérieures ; il y a aussi bien moins de chance de contagion, dépressive mentale, et infectante physique.

D'où cette première conclusion : à mesure que la salubrité des logements et le confortable de l'habitation le permettront, il y aura avantage à substituer l'assistance familiale à l'assistance hospitalière suivant le mode de caserne, ainsi qu'elle est aujourd'hui presque exclusivement appliquée.

La grande maladie qui conduit à l'hôpital c'est le mal de misère, misère physique, misère psychique. Ceci se traite par le confort, le réconfort, le bien-être et la consolation. Or, ce sont précisément les choses dont les malades hospitalisés manquent le plus, la partie médicament, plus brillante, ayant usurpé le premier plan.

Une réaction s'accentue cependant dans les sanatoriums.

Il faut aussi reconnaître une certaine supériorité à ce point de vue aux hôpitaux militaires, qui sont en général mieux tenus et où le régime est plus confortable que dans les hôpitaux civils.

Actuellement, la thérapeutique médicale et chirurgicale à l'hôpital est surtout commandée par la nécessité d'aller vite. Il faut faire de la place : et le malade a une famille qui souffre de son absence.

Ceci explique, dans une certaine mesure, sans l'excuser d'ailleurs, les renvois prématurés et la chirurgie au sabre.

En dehors de ces conditions qui s'appliquent à la médecine d'hôpital, il y a enfin pour le praticien un départ sérieux à établir dans presque toutes les observations que nous lisons.

On ne publie en effet, on ne communique guère dans nos sociétés, à part quelques statistiques, que des raretés ou des exceptions : ce n'est pas la monnaie courante et il y aurait souvent danger à généraliser.

LES CENTENAIRES. LA MATERNITÉ.
LE CONSEIL D'HYGIÈNE.

Étant donné que dans la République où
nous vivons, les institutions demeurent na-
poléoniennes, nous allons entrer et nous
sommes déjà dans la série des centenaires
administratifs.

Leur célébration est louable en somme,
car, outre qu'elle sert de prétexte à de réci-
proques congratulations, à des décorations,
etc., elle permet de juger par comparaison
combien peu l'administration française, réputée pour sa routine d'ailleurs, a évolué
durant tout un siècle, et met en lumière
la lamentable façon dont nous sommes à
l'heure actuelle presque partout distancés.

.·.

L'Assistance Publique a eu le centenaire
de la Maternité, autrefois la Bourbe, l'antique couvent de Port-Royal. Cette cérémonie
coïncidait avec l'inauguration des nouveaux
bâtiments dont la construction et l'aména-

gement sont luxueux comme tout ce qui tient à l'obstétrique dans l'Assistance Publique.

Les accoucheurs des hôpitaux eux-mêmes, on le sait, touchent beaucoup plus que les autres médecins de l'Assistance Publique, grâce aux suppléments que leur valent les visites aux accouchées chez les sages-femmes de la ville agréées par l'administration, visites qui sont d'ailleurs souvent faites par l'interne ; j'en sais un qui émargeait ainsi près de 10.000 fr. par an. C'est probablement la raison pour laquelle ces services sont généralement mieux faits, car on en a toujours pour son argent.

A propos du Centenaire de l'Ecole des sages-femmes, il est bon de faire remarquer l'anomalie actuelle de cette école en plein Paris, dans cet austère couvent janséniste — alors que les élèves ne sont généralement pas d'allure si philosophique — et qu'elles auraient besoin, à cause des fatigues causées par les nuits de garde qu'elles passent auprès des accouchées, d'une réfection et d'un confortable analogues à celui des écoles de Nurses anglaises, avant tout d'espace et d'air, toutes choses qui ne se trouvent plus guère dans Paris et qui n'existent plus en tout cas à la Maternité actuelle, où les nouvelles constructions ont mangé en grande partie l'ancien jardin.

Il importe aussi, je crois, de signaler *la presque absence de l'hygiène* dans l'enseignement qui est donné aux élèves sages-femmes. La très grande majorité de celles-ci, cependant, vont se fixer en province, dans des pays où l'hygiène est peu connue ; il serait utile, surtout avec la nouvelle loi sur la santé publique, que la sage-femme, sous-ordre, en réalité, du médecin, fût instruite comme lui pour le rôle d'éducateur populaire hygiéniste dont j'ai déjà signalé l'importance.

.·.

Le Conseil d'hygiène et de salubrité du département de la Seine a eu aussi son centenaire. Le Préfet de police dont il dépend et qui présidait ce jour-là effectivement, y a dit : « C'est d'un simple arrêt préfectoral qu'est né le conseil d'hygiène, or à cent ans de distance, c'est une loi, celle du 19 février dernier, qui est venue le constituer d'une façon définitive et le confirmer dans sa composition et ses attributions tout entières ». Je ne crois pas que cette constatation soit à l'éloge de la nouvelle loi, si on compare l'organisation qu'elle nous conserve avec celle des offices sanitaires allemand ou anglais, par exemple.

Il semble, en effet, invraisemblable, quelle que soit notre élasticité, que l'organisation adoptée pour l'hygiène il y a cent ans, c'est-à-dire pour quelque chose qui n'existait pas ou à peine, soit encore possible aujourd'hui.

En réalité, l'hygiène a tellement grandi qu'il ne lui est plus besoin de tuteur, surtout compromettant : il lui faut son autonomie, son existence propre. Au surplus, elle est affaire de persuasion et d'éducation et non pas de police toujours forcément brutale.

On peut en juger par l'échec des prescriptions policières contre les fumées, contre les cracheurs, les secoueurs de tapis, contre la réglementation de la prostitution, contre les vieux papiers, par l'analyse de l'air du Métropolitain, etc.

Instruction, Liberté et Respect de l'individu, amour-propre et amour du propre sont termes syllogistiques et adéquats.

DE L'IMAGERIE MÉDICALE.

À notre époque de vie non seulement à la vapeur, mais à l'électricité, pour être lu, il faut être concis, précis ou imagé — au réel s'entend, c'est-à-dire avoir des images : car celles-ci illustrent, éclairent le texte.

C'est ce qui explique l'abondante floraison actuelle des manuels courts avec nombreuses figures, ainsi que le livre ou mémoire tendant de plus en plus au type atlas photographique, non moins que la rapidité avec laquelle vieillissent et meurent maintenant les gros traités aussi compendieux que dispendieux.

La clinique rhétorique à la Trousseau, qui enthousiasmait jadis, pour si attrayante qu'elle demeure encore à notre *gens rhetorum gallica*, cède le pas à des méthodes moins théâtrales, mais plus scientifiques, d'observation aussi complète que possible et de froid raisonnement.

Ces réflexions me viennent à propos de l'avis que je voyais émettre dans la préface d'un livre récent, où l'auteur, se félicitant d'avoir pour dessiner quelques-unes des figures de son ouvrage la collaboration de deux artistes de valeur, rappelait à ce propos les collaborations fameuses des grands peintres italiens avec les anatomistes du temps de la Renaissance.

Outre le risque de la comparaison, en raison du recul des siècles qui héroïse les hommes, le rapprochement ne me satisfait pas, car, encore une fois, ce qui était bien au temps de la Renaissance, et peut être parce que ce fut bien alors, ne l'est plus, ne peut plus l'être maintenant.

L'art, en effet, c'est l'interprétation, l'idéalisation de la nature par un tempérament d'une sensibilité particulière dit artistique. Plus encore que le traducteur, l'artiste interprète : il est donc essentiellement *traditore*, d'autant mieux que chacun de nous voit les choses avec la couleur de son œil.

Or, c'est l'exactitude que nous demandons avant tout dans les sciences naturelles et dans la médecine, l'exactitude impersonnelle, mathématique que seule peut donner la photographie (photomicrographie, photographies superposées pour types, photocinématographie, radiographie, etc., en attendant la photographie en couleurs.)

Joignez-y, si vous voulez, des schémas explicatifs et simples pour la facilité de la démonstration et de l'enseignement.

Les publications illustrées extra-médicales, elles aussi, contiennent de plus en plus des photographies. Pour la médecine, citerai-je ici, sans parler de l'anatomie et de l'histo-bactériologie, les photographies du très beau livre du D' Varnier, celles du D' Meige (qui peut-être aussi pourrait cinématographier les tics) les radiographies du D' Le Bayon, Lacaille et tant d'autres.

Combien encore sont intéressantes à ce point de vue les cinématographies à la manière du D' Doyen. Comme elles seraient précieuses pour la démonstration des opérations, des crises chez les malades, etc., quel observateur impartial et quel auto-contrôle incomparable de perfectionnement pour le chirurgien !

Comme il serait à souhaiter que les photographies agrandies et projetées, que la cinématographie, fussent couramment employées pour l'enseignement, et comme dans quelques années, on comprendra peu qu'il ait pu en être autrement !

UN BULLETIN HEBDOMADAIRE, UNE EXPOSITION DE LIVRES ET D'OBJETS MÉDICAUX A LA FACULTÉ DE MÉDECINE DE PARIS.

En médecine et dans toutes les sciences, nos ancêtres nous ont laissé une place d'honneur dans le monde et un patrimoine de gloire que nous avons l'imprescriptible devoir sinon d'accroître, au moins de conserver.

A l'heure présente, il semble cependant que nous diminuons partout — dans le sérieux, j'entends : en médecine particulièrement. La faute en est à tous.

Nous vivons trop renfermés, n'exportant assez ni nos travaux, ni nos personnes dans les Congrès. Nos découvertes, au contraire, méconnues et jalousées tant qu'elles restent françaises, ne réussissent parmi nous que lorsqu'elles ont été réinventées ou seulement démarquées par l'étranger, qui les exploite alors sans nous, même contre nous.

Au surplus, notre administration — celle que nous méritons — l'enseignement médical dans l'espèce, adulé par tous ceux qui en attendent des faveurs ou des places, sommole et digère béatement sa part du budget, sauf quelques très louables exceptions. La critique médicale n'existe plus. Ce serait cependant la médication stimulante.

Cependant, nous, contribuables, payons des impôts proportionnellement plus qu'aucun autre peuple du monde, et nous sommes en droit d'en demander à nos administrants pour notre argent.

Aussi bien, néanmoins, j'ai confiance, je crois que nous touchons à une période d'amélioration. Le développement des moyens de communication, le métropolitain en particulier, vient de donner ici le signal qu'accentuerait bientôt Paris port de mer sans l'opposition jalouse de notre administration des Ponts et Chaussées.

Quoi qu'il en soit et pour nous ramener aux choses de la médecine, il est à remarquer que la Faculté de Paris, après une période d'expansion au dehors, semble, avec le nouveau doyen, être entrée dans une phase de recueillement, de contraction, de réformes intérieures.

Dans cet ordre d'idées, je signalerai :

La maladroite réduction du téléphone à 200 fr. pour les professeurs, je dis *maladroite* parce que la différence est insignifiante pour les dits professeurs généralement très aisés et que c'est le contribuable qui paiera cette différence.

La demande de la pérennité (les Académiciens se contentent de l'immortalité) ou plus simplement l'agrégation à vie, par rapprochement avec l'agrégation des lycées, ce qui impliquerait alors sans doute un enseignement plus complet que l'actuel.

En fait de nouveautés, j'en dirai seulement deux : elles seraient utiles à tous, sans préjudice des grandes réformes qui doivent porter en haut.

Comme amélioration pratique immédiatement réalisable, l'opinion publique réclame la *publication d'un bulletin hebdomadaire des faits et actes*, au lieu de la grande feuille d'examen si incommode. Ce bulletin publierait les examens et le compte rendu des actes de la Faculté, en particulier des séances du Conseil — dont on a pu voir, malgré le prétendu secret (qui n'a du reste pas sa raison), le résumé publié dans les journaux politiques dès le lendemain.

Il y aurait lieu de faire aussi à l'École une *exposition permanente d'instruments, de livres et d'objets* nécessaires à l'exercice de la médecine, indépendamment du musée archéologique qu'on parle toujours de fonder. Une pareille exposition serait sans nul doute très favorablement accueillie par les éditeurs, bandagistes, fabricants d'instruments, etc., directement intéressés, et rendrait évidemment les plus grands services aux étudiants, aux jeunes docteurs et aux praticiens. Il est à souhaiter que sa réalisation s'effectue le plus tôt possible.

LA DEUXIÈME CONFÉRENCE INTERNATIONALE DE BRUXELLES POUR LA PROPHYLAXIE DES MALADIES VÉNÉRIENNES.

LA POLICE DES MOEURS CONDAMNÉE.

La deuxième conférence internationale pour la prophylaxie des maladies vénériennes vient d'avoir lieu à Bruxelles du 1ᵉʳ au 6 septembre, sous la présidence du ministre d'Etat Lejeune, un homme non seulement éminent, mais encore des plus distingués, M. Beco étant vice-président très sympathique et M. le Dʳ Dubois-Havenith, secrétaire général très aimable.

Le succès a été grand. Plus de 250 membres étaient présents, dont 80 délégués officiellement par les différents gouvernements. L'accueil fut cordial, ainsi que nous, Français, sommes du reste accoutumés à le trouver en Belgique, particulièrement dans ce second Paris qu'est Bruxelles.

L'étude de la prophylaxie des maladies vénériennes avait été sériée en deux chapitres, sous la rubrique : « prophylaxie publique » et « prophylaxie individuelle » des maladies vénériennes : les questions contingentes constituant un troisième paragraphe sous le nom de « questions diverses ».

Je n'insisterai ni sur ces questions diverses, ni sur la prophylaxie individuelle. Elles peuvent se résumer en l'abstention des rapports sexuels avant le mariage, l'instruction individuelle, intersexuelle et contra-vénérienne, la propreté, l'antisepsie, etc., etc. : tout cela a une grande importance, ainsi que les préservatifs et la vaseline, mais est d'ordre banal, ou trop astral pour le médecin, d'ordinaire sceptique en fait de morale, il faut le reconnaître. En réalité, le malade n'est-il pas toujours un dégénéré au moins momentané.

La prophylaxie publique nous intéressait davantage. Actuellement, elle se manifeste par la réglementation ou police des mœurs.

Abolitionnistes et réglementaristes ont donc discuté pendant trois jours, et naturellement sans parvenir à se convertir ; car, hormis les indifférents ou intéressés, on naît abolitionniste ou réglementariste, au même titre que progressiste avancé ou conservateur réactionnaire, individualiste ou caporaliste.

Le clou a été le vœu présenté par le professeur Landouzy (un qui n'hésite pas à payer de sa personne, celui-là), signé par son émule, le professeur Gaucher, successeur de Fournier à la chaire de clinique dermato-syphiligraphique de Paris, et par le D' Queyrat, médecin de l'hôpital Ricord, vœu demandant l'abandon de la police des mœurs et le droit commun pour les prostituées.

Ce vœu fut appuyé en outre par une déclaration très énergique du professeur Gailleton, de Lyon, chef de la délégation française du ministère de l'instruction publique, venant affirmer à la tribune avec son autorité doublement grande de médecin consommé et d'ancien maire de la deuxième ville de France pendant plus de 20 ans, que la police des mœurs était inefficace et mauvaise et que la police est irréformable. Sa présence à la tribune évoquait du reste tacitement à la mémoire des assistants le souvenir de la récente condamnation aux assises de l'ex-chef de la police de Lyon.

Le vœu Landouzy, ainsi appuyé, produisit

un effet considérable. C'est l'alliance procla-
mée de la science officielle avec les moralis-
tes et les sociologues, c'est la condamnation
sans appel d'une machine administrative qui
jadis a pu rendre des services, mais est aujourd'hui démodée et doit disparaître devant
un système nouveau et mieux adapté, vraisemblablement celui de l'hygiène municipale : ainsi qu'à Paris vont successivement disparaître et ont déjà commencé, d'ailleurs,
les omnibus devant le métropolitain.

En réalité, la police des mœurs est une
survivance anachronique des temps de Louis
XV et de Fouché.

Nous voulons maintenant *le rang commun
et l'assistance facilitée pour les maladies
vénériennes, le droit commun pour les
prostituées* : donc pas de mesure d'exception,
pas de surveillance policière qui les tare.

Nous voulons aussi l'instruction populaire
et la responsabilité relativement aux maladies vénériennes comme pour les autres maladies transmissibles, comme aussi pour la
paternité.

J'aurai occasion de revenir sur ces différents points, car les maladies vénériennes
vont certainement donner lieu dès mainte-

nant à une campagne d'agitation et de vulgarisation, comme celle qui a été faite et si brillamment menée contre la tuberculose et l'alcoolisme.

Ainsi, du reste, les vénériens, n'étant plus honteux, seront incités à se soigner davantage ; le médecin praticien ne pourra donc que gagner en honoraires suivant cette considération.

**

Grâce à l'éloquence persuasive, parce que convaincue, de ses adversaires, la police des mœurs aurait été condamnée à la grosse majorité des votants.... s'il y avait eu vote, selon l'usage des congrès.

Mais nous étions conférence et invités ! Sur la proposition d'un médecin allemand abolitionniste, paraît-il, — qui l'eût cru ? — la conférence décida qu'il serait seulement établi une liste de signatures pour ou contre, relativement à chaque vœu présenté, sur des feuilles déposées dans le vestibule de la salle des séances, lesquelles feuilles seraient laissées à la disposition des conférencistes jusqu'à la fin de la session.

Ce mode singulier de contre-votation par

inscription vestibulaire, outre la confusion immédiatement déterminée, fournit aux délégués officiels — ou du moins à la plupart — l'occasion de s'abstenir.

En outre, quelques conservateurs convaincus, sans compter les fonctionnaires directement intéressés (ces derniers auraient peut-être dû se limiter à un avis consultatif étant juges et parties) désespérant de la réglementation actuelle, mais voulant tout au moins sauver le principe, se rallièrent aux caporalistes de l'hygiène germanique pour combattre ledit vœu.

Une autre conséquence fâcheuse et plus grave du remplacement du vote général par la signature restreinte fut d'éclaircir dès lors considérablement le nombre des présents aux séances. Le vote inopiné et final, en effet, est d'ordinaire un grand facteur pour maintenir les gens et les garder jusqu'à la fin des séances.

.
. .

A part ce manquement volatif qui, je l'avoue, m'échappe toujours, je ferai encore deux petites critiques ; la mauvaise acoustique de la trop belle et trop grande salle des séances, où il était facile de n'être point entendu ou de détoner, la trop grande durée, d'où le diffus de certaines communications : celles-ci dans une assemblée de cette nature devraient toujours strictement être fixées à 15 minutes au plus.

En résumé, la deuxième conférence internationale de prophylaxie se caractérise par l'avènement de l'abolitionnisme comme doctrine scientifique de l'École de médecine française. Pour le surplus, et pour la discussion à fond de la réglementation, je donne rendez-vous aux amateurs à la Société française de prophylaxie sanitaire et morale où la question sera discutée à fond entre Français, parlant la même langue, ayant les mêmes mœurs, raisonnables et contribuables, c'est-à-dire gens ayant le devoir de connaître ainsi que le droit de savoir ce qu'on fait à ce point de vue avec notre argent — et par-dessus tout, hommes de bonne volonté.

TABLE DES MATIÈRES

ASSISTANCE PUBLIQUE

HYGIÈNE

TUBERCULOSE

VARIÉTÉS

Clermont (Oise). — Imp. DAIX frères.

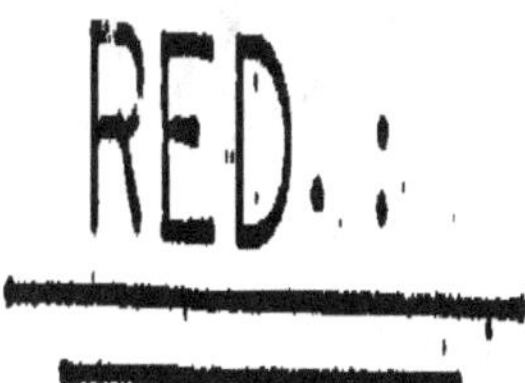

RED.:

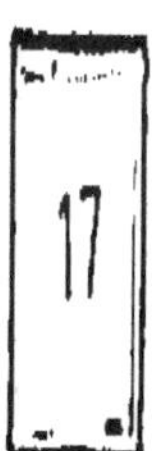

17

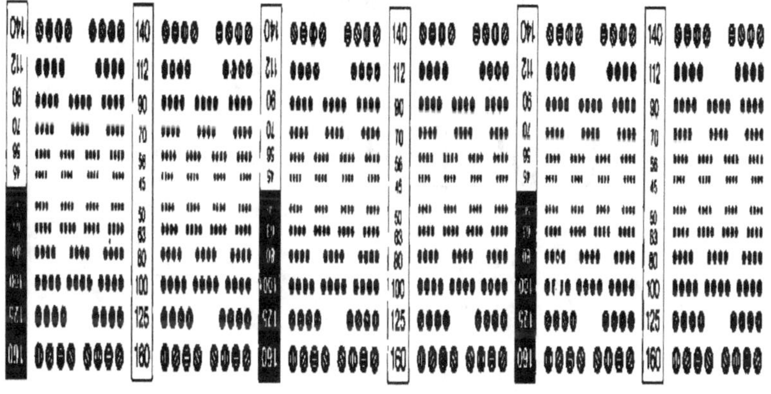

MIRE ISO N° 1
NF Z 43-007
AFNOR
Cedex 7 - 92080 PARIS-LA-DÉFENSE
379.89.70
graphicom

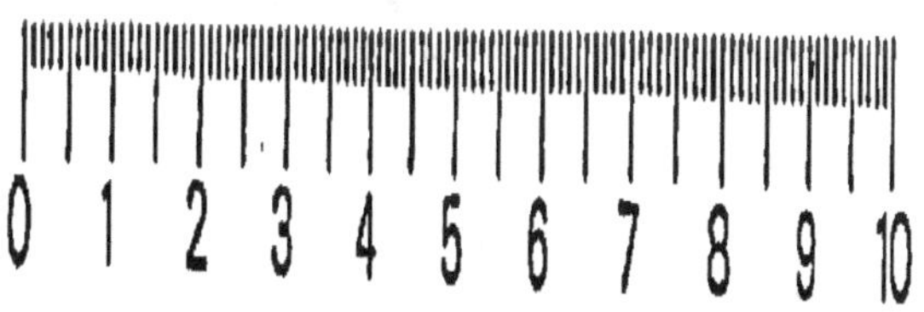

0 1 2 3 4 5 6 7 8 9 10

BIBLIOTHEQUE

NATIONALE

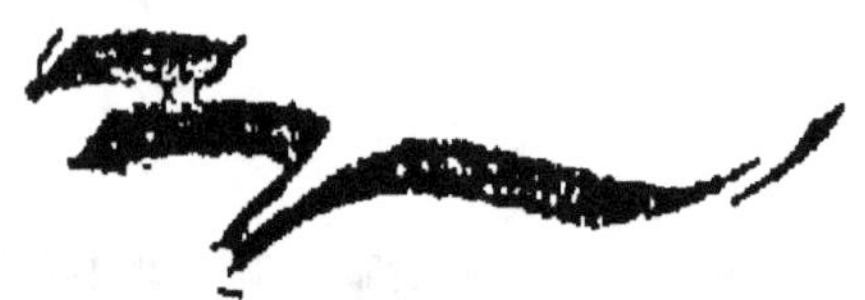

CHATEAU
de
SABLE

1994